Ateliers
RENOV'LIVRES S.A.
2001

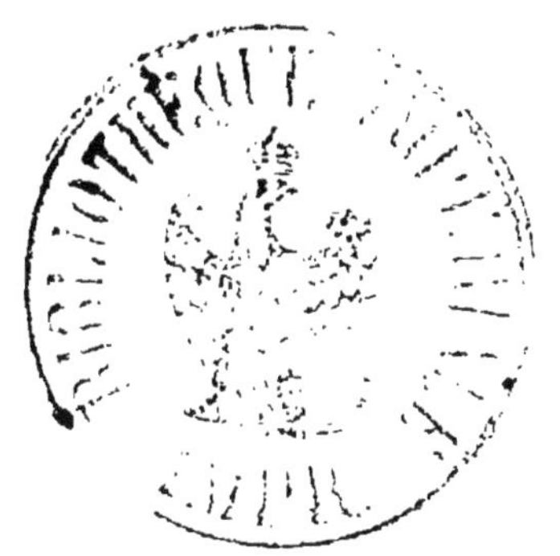

L'ART

DE

VIVRE LONGTEMPS

DIJON, IMPRIMERIE J.-E. RABUTÔT, PLACE SAINT-JEAN.

L'ART
DE
VIVRE LONGTEMPS

PAR LE Dr L. NOIROT,

Membre de la Société impériale de médecine de Lyon,
des Sociétés de médecine de Nancy, Metz, Besançon, Gand, Anvers, Zurich, etc.,
Chevalier de la Légion-d'Honneur.

Chacun est sa Parque à soi-même et se file sa vie.

J. JOUBERT.

PARIS
E. DENTU, LIBRAIRE-ÉDITEUR
Palais-Royal, 17 et 19, Galerie d'Orléans.

DIJON
LAMARCHE, PLACE SAINT-ÉTIENNE.

1868

« On ne jette pas l'ancre dans le fleuve de la vie, » pour nous servir de l'expression de Bernardin de Saint-Pierre.

Mais on peut diriger sa barque de manière à éviter les écueils qui pourraient la faire sombrer avant le terme du voyage.

S'il n'est pas permis à l'homme de s'arrêter sur le torrent qui l'emporte, il lui est toujours possible de ralentir par d'adroites manœuvres la marche de son frêle esquif.

Un nautonnier habile peut même, en côtoyant les

bords, cueillir sans danger quelques-unes des fleurs qui émaillent le rivage.

C'est l'hygiène qui nous enseigne les parages où nous pouvons naviguer avec le plus de sécurité et de lenteur.

C'est elle qui nous apprend à vivre toute notre vie, si nous pouvons nous exprimer ainsi. Car, on l'a dit avec raison, l'homme ne meurt pas, il se tue.

La vie par elle-même n'est pas courte, disait Sénèque; c'est nous qui l'abrégeons. Non accepimus brevem vitam, sed facimus.

La plupart des hommes succombent à des maladies; très peu meurent de vieillesse.

Un homme d'une science prodigieuse, Roger Bacon, prétendait que l'homme, immortel par sa nature, pourrait encore, malgré son péché, jouir

d'une existence de mille années s'il savait économiser sa provision de force vitale.

L'assertion du célèbre moine ne parut pas étrange à une époque où les philosophes hermétiques rêvaient l'immortalité.

Sans partager ses illusions, il faut reconnaître que le chiffre de notre vie est loin de répondre à la durée normale de l'existence chez l'espèce humaine.

En fait de longévité, nous nous arrêtons à moitié chemin.

Ce qui le prouve, c'est l'accroissement de vie moyenne qui s'est produit dans ces derniers temps sous l'influence d'une application plus générale et mieux raisonnée des préceptes de l'hygiène.

C'est à cette dernière science et non à des moyens artificiels qu'il faut demander le secret de prolonger la vie, qui n'est autre que celui de ne pas l'abréger.

HISTORIQUE

de

LA LONGÉVITÉ.

L'homme est naturellement porté à attribuer aux objets qu'il juge ce qui se passe en lui, et c'est parce qu'à dater d'une certaine époque nous déclinons nous-mêmes, que tout nous paraît décliner.

François Bacon.

I.

Un misanthrope, en analysant l'existence humaine, a trouvé qu'elle se composait de trois années de bonheur délayées dans soixante ou quatre-vingts ans de douleurs et d'ennui.

Malgré l'amertume du breuvage, nous entrevoyons avec anxiété le moment suprême où la coupe sera retirée de nos lèvres.

A toutes les époques une longue vie a été considérée comme un présent du ciel.

C'est une des récompenses que dans l'ancienne loi et sous la loi nouvelle, le souverain législateur a attachées au respect des enfants pour leurs parents.

Cette faveur est d'un si grand prix que Dieu loua Salomon de lui avoir demandé la sagesse plutôt que de longues années.

*
* *

Les cas de longévité extrême ont de tout temps excité la surprise des générations.

Athènes et Rome consignaient dans leurs fastes tous les faits relatifs aux centenaires.

Ces existences phénoménales, considérées sous un point de vue philosophique, ne sont pas simplement un jeu du hasard, « le résultat d'un oubli de la mort. »

Elles ont quelque chose de providentiel.

Dieu a voulu soutenir par l'espérance le vieillard pusillanime qui a atteint les limites ordinaires de la vie.

Quel que soit, pour ainsi dire, son âge, l'homme a toujours devant lui des exemples d'individus qui l'ont dépassé.

« Il n'est homme si décrepite, tant qu'il veoid
« Mathusalem devant, qui ne pense avoir encores
« vingt ans dans le corps, » disait Montaigne.

Cette perspective le rassure. Dans ses illusions, il ne réfléchit pas que les êtres privilégiés dont il espère partager l'heureuse chance, sont de très rares matelots échappés à un immense naufrage.

*
* *

On croit communément que dans les premiers âges du monde, le globe terrestre, plus jeune et plus fécond en principes de vie, nourrissait des hommes plus vigoureux que de nos jours.

L'imagination, qui se complaît dans le merveilleux, admet sans examen ce que rapporte la tradition touchant les patriarches bibliques dont la vie s'étendait à plusieurs siècles.

La science moderne, en établissant que la chronologie de ces temps reculés était bien différente de la nôtre, a fait justice de cette erreur.

Hensler et d'autres auteurs ont démontré que l'année, avant Abraham, se composait seulement de trois mois; qu'elle en eut huit après ce patriarche, et qu'elle n'en eut douze qu'après Joseph, ministre de Pharaon.

L'âge de Mathusalem, réduit d'après ces calculs, n'aurait rien d'incroyable.

On possède quelques cas authentiques d'individus qui, dans ces derniers siècles, l'ont presque atteint.

Citons notamment un soldat russe qui avait fait la guerre de Trente-Ans et qui est mort en 1801 âgé de 200 ans.

*
* *

Dans les âges historiques qui ont succédé aux temps fabuleux, les limites extrêmes de la vie humaine étaient à peu près ce qu'elles sont de nos jours.

« Les jours de nos ans, dit le Roi-Prophète, ne vont « ordinairement qu'à 70 ans. Si les plus forts vivent « jusqu'à 80 ans, le surplus n'est que peines et dou- « leurs. »

Pline fait mention d'un recensement qui eut lieu sous Vespasien et qui montre que les centenaires étaient alors, comme de nos jours, des sujets exceptionnels.

*
* *

Sans remonter au-delà du XIXe siècle, nous trouvons dans les annales contemporaines un grand nombre d'existences démesurément prolongées.

Nous ne citerons que les cas les plus remarquables.

Il est mort en 1838, aux environs de Sainte-Colombe (Haute-Garonne), une fille du nom de Marie Priou, âgée de 158 ans. Elle avait mis ses biens à fonds perdu à 66 ans.

C'est le cas de vieillesse le plus extrême observé en France depuis des siècles.

On a enregistré le 6 février 1846, sur les actes de l'état civil de Tolosa (Espagne), le décès d'une femme de 150 ans.

Le doyen de l'Allemagne était en décembre 1839, suivant l'*Observateur de Trieste*, un nommé Hans Hertz. Il habitait Hildgausen, en Silésie, et avait 142 ans.

Un chirurgien, nommé Politiman, est décédé à Vaudemont (Lorraine), en octobre 1825, à l'âge de 140 ans.

Un médecin de Paris, M. Dufournel, est mort à l'âge de 120 ans, en 1810. Il s'était cassé une jambe à 100 ans; mais la fracture s'était parfaitement consolidée.

Un cultivateur, ancien militaire, nommé Delpuch, est mort à Saint-Cernin, en mars 1840, ayant également 120 ans.

Un autre cultivateur nommé Dando, était mort au même âge, à Lubiac (Gers), en 1833.

Un nommé Jean Chiossich est mort le 22 mai 1820, à la maison des Invalides de Murano, près Venise, à 'âge de 117 ans.

*
* *

Nous ne ferons que mentionner quelques exemples plus ou moins authentiques de longévité qu'on trouve dans tous les ouvrages de macrobiotique.

Samit Mungo, écossais, et Peter Czarten, hongrois, sont morts à 185 ans; Henrich Jenkins, anglais, à 169 ans; Joseph Surrington, norvégien, à 160 ans; Thomas Damme, anglais, à 155 ans; Thomas Parre, anglais, à 152 ans; Draakenborg, danois, à 146 ans.

Johat Essingham, anglais, est mort à 144 ans; Georges Wunder, allemand, à 136 ans; Mittelstadt, allemand, à 125 ans; Douglas Gurgen, suédois, à 120 ans; Maria Willamo, russe, à 115 ans.

De tous ces macrobiens, Thomas Parre est le plus célèbre.

Il avait vu neuf rois se succéder sur le trône d'Angleterre.

A 103 ans il vaquait encore à ses occupations et battait à la grange.

A 152 ans, le roi Charles II l'appela à Londres et le fit traiter magnifiquement; mais le vieillard succomba au milieu de son triomphe.

L'ouverture du cadavre, faite par le célèbre Harvey, constata que la mort était accidentelle et le résultat d'une indigestion.

*
* *

Le XVIIIe siècle a enregistré un nombre considérable de centenaires.

Nous avons relevé dans les gazettes de l'époque les cas qui ont présenté les particularités les plus remarquables ou les plus bizarres.

27 janvier 1702. — François Hongo meurt à Smyrne, à l'âge de 114 ans. Il n'avait jamais pris d'autre boisson que de l'eau de scorzonère.

En 1721, il est mort à Nancy un nommé Aubry, âgé de 116 ans. Il avait eu la petite vérole à 104 ans.

Avril 1726. — Jean d'Outrego, cultivateur à Fesignane, en Galice, meurt à 147 ans. Il ne se nourrissait que de farine de maïs.

7 août 1737. — La veuve de Paul le Bel, seigneur de Bussy, meurt à Poitiers, à l'âge de 111 ans, par suite d'accident. Elle avait fait une chute occasionnée par son panier, ajustement de coquetterie féminine en vogue à cette époque.

2 février 1755. — La veuve Legier meurt à 107 ans. Elle n'avait jamais mis de chaussure et marchait toujours pieds nus, même par les plus grands froids.

28 avril 1756. — Jean Pierre Mendez, d'Albuféra, meurt à 130 ans. Un an avant sa mort, il avait encore la vue assez sûre pour tuer un lièvre à la chasse.

21 décembre 1756. — Jean Maulmy meurt à l'âge de 119 ans 11 mois 11 jours. Il se nourrissait de pain, de soupe et de fèves, et ne buvait que de l'eau.

Deux ans avant sa mort, il faisait encore un voyage de deux lieues à cheval. Il ne s'était jamais mis en colère.

3 janvier 1757. — Wilkins, officier anglais, 100 ans. Il avait passé 50 ans et demi dans la captivité.

19 mars 1759. — Angélique de Lartigue, 103 ans. Chasseresse intrépide.

10 avril 1759. — Guillaume Cartier, à Neufchâtel,

meurt âgé de 108 ans. Pour unique remède il buvait de son urine.

9 janvier 1760. — Mort d'un savetier de Liége, nommé Crikion, qui avait épousé à 103 ans une jeune fille de 15 ans.

20 novembre 1760. -- Un nommé Cottrel mourut à Philadelphie à l'âge de 120 ans.

Il laissa une veuve de 115 ans qui ne lui survécut que trois jours.

Ce couple si vivace et d'une union si exemplaire, avait été engagé pendant 98 ans dans les liens du mariage.

24 février 1763. — Une fille Cadet meurt à Vitry-le-Français, à l'âge de 100 ans.

Etant montée sur une échelle à 80 ans, elle s'élança en bas avec agilité en disant : « J'ai voulu faire sauter mes 80 ans. »

16 février 1765. — Jean-Antoine Bondini, médecin, meurt à l'âge de 117 ans, à Carqueto, en Italie. Il avait exercé son art pendant 95 ans.

18 février 1767. — Abraham Favrot, à Onex (Suisse), 104 ans. Il avait constamment la pipe à la bouche.

Le chiffre de la durée de la vie est-il en progression de nos jours, ou en voie de décroissance?

D'un côté le vulgaire a toujours une haute idée de la vitalité de nos pères.

De l'autre la statistique, comme nous le verrons tout à l'heure, a prouvé que sous ce rapport nous n'avons rien à envier aux siècles qui nous ont précédés.

La dissidence provient de ce que les gens du monde regardent comme un indice de vitalité la présence dans une population d'un très grand nombre de vieillards très âgés.

Or, une population qui compte beaucoup de vieillards séculaires, peut présenter une vie moyenne très courte et réciproquement.

La statistique moderne a démontré qu'en France le chiffre de la vie moyenne est depuis plusieurs siècles en voie d'accroissement.

Il y a moins d'existences privilégiées qu'autrefois,

mais la longévité, en cessant d'être l'apanage exclusif de quelques-uns, s'est répartie plus uniformément dans les masses.

J'ai calculé, par exemple, que la vie moyenne qui, à Dijon, était de 24 ans 4 mois au XVIIe siècle, et qui s'était élevée à 30 ans 8 mois au XVIIIe siècle, est actuellement de 38 ans 9 mois.

La vie probable n'a pas suivi une progression moins remarquable.

En effet, dans la même ville au XVIIe siècle, l'enfant à sa naissance n'avait que onze ans de vie probable.

Au XVIIIe siècle, il en avait 22; il en a actuellement 37 et demi en moyenne.

Au XVIIe siècle la moitié d'une génération naissante périssait, à Dijon, avant l'âge de 12 ans.

Les trois quarts n'existaient plus à 47 ans, et les quatre cinquièmes avaient succombé à 55 ans.

Au XVIIIe siècle ces chiffres se sont élevés d'une manière notable.

Enfin, au XIXe siècle, la moitié d'une génération naissante survit encore à l'âge de 38 ans; un quart atteint 68 ans, et un cinquième dépasse l'âge de 71 ans.

La vie probable à la naissance a donc plus que triplé à Dijon depuis le XVIIe siècle.

Les âges suivants ont également participé, quoique dans une mesure moindre, à ce bénéfice.

Seulement les chances de vie ont successivement diminué depuis cette époque pour les sujets qui ont dépassé 70 ans, de telle sorte que le dernier lustre du siècle est devenu plus difficile à franchir.

SUR LES MOYENS

de

PROLONGER ARTIFICIELLEMENT

LA VIE HUMAINE

C'est l'élixir de la sagesse qui est celui de la santé et de la longévité.

VIREY.

II.

L'art de prolonger la vie par des moyens artificiels n'a pas seulement séduit l'imagination des enthousiastes ou la cupidité des imposteurs ; il a aussi été le rêve favori de grandes intelligences.

Si la recherche de l'esprit vital incorporé, cette pierre philosophale de la médecine, n'est qu'une aberration, il ne faut pas croire qu'elle ait été complétement stérile pour l'humanité.

Les grands chercheurs du moyen âge qui usaient leur vie dans cette course à l'inconnu au terme de laquelle était l'éternité terrestre, ont parfois découvert en chemin de grandes vérités.

En s'acharnant à la poursuite de l'élixir de longue vie, ils ont rencontré par hasard l'acide carbonique, le phosphore, l'antimoine et l'arsenic.

La gérocomie, de son côté, se fondant non plus sur les sciences occultes, mais sur des notions plus ou moins exactes de physiologie, s'est aussi pendant longtemps nourrie d'illusions ambitieuses.

Mais non moins féconde que la philosophie hermétique, elle a reculé les bornes de cette partie de l'hygiène qui enseigne les moyens de ménager le fonds vital que la nature a départi à chaque individu au moment de la naissance.

C'est dans les livres saints que nous trouvons les premières notions de la gérocomie.

On sait que David, devenu vieux, recouvra sa vigueur en se réchauffant dans les bras d'une jeune Sunamite.

Vingt-six siècles plus tard, Boerhave appliqua avec succès ce procédé à un vieux bourgmestre d'Amsterdam.

Seulement, à raison de la nature phlegmatique de

son client, il doubla la dose, et fit coucher le magistrat hollandais entre deux jeunes filles.

On raconte que sur les conseils d'un médecin juif, Barberousse, parvenu à une extrême vieillesse, tenait constamment appliqués sur son estomac ou sur ses flancs des enfants que l'on changeait de temps en temps.

Ce genre de fomentation le ranimait, disait-on, d'une manière sensible.

*
* *

Le récit biblique et la grande valeur hygiénique que les anciens attachaient au souffle d'une haleine encore pure, donnèrent, au moyen âge, l'idée d'utiliser pour la prolongation de la vie les particules salutaires de la respiration humaine.

L'haleine de jeunes filles âgées de moins de treize ans et renfermées en grand nombre dans une petite chambre bien close, fut recueillie, au mois de mai, dans un matras dont le col traversait la muraille.

Le produit de la respiration pulmonaire des jeunes vierges se condensait en une eau limpide d'une efficacité merveilleuse, disait-on, pour entretenir les esprits vitaux.

*
* *

Il est certain que les annales de la macrobiotique citent comme étant parvenues à un âge très avancé plusieurs personnes qui avaient vécu habituellement dans la compagnie de jeunes gens.

Claude Hermippus, qui vécut 115 ans, se livrait à l'éducation de jeunes filles, et il attribua sa longue vie à sa profession.

Cornaro, en commençant son régime, prit chez lui onze neveux qu'il éleva lui-même.

Cohausen parle d'un seigneur français qui entretenait constamment dix ou douze jeunes filles dans son hôtel, par un motif de charité, et qui ayant congédié ces espèces d'anges gardiens à l'âge de 90 ans, tomba dans la langueur, et ne tarda pas à succomber.

Le poète anglais Waller, qui écrivait encore à 80 ans avec toute la chaleur et l'aimable facilité d'un génie naissant, aimait, disait-il, à se réchauffer aux rayons de la beauté, et ne se trouvait jamais si heureux qu'au milieu des plus jeunes, des plus vives et des plus belles femmes de la cour.

On sait que Kant répétait souvent : « Mes chers amis, il n'y a pas d'amis. »

Ayant appris sur ses vieux jours à connaître le prix de l'amitié et à en sentir le besoin, il ne voulut point avoir d'autre société que celle de jeunes gens aimables et instruits.

*
* *

Il est probable que les émanations matérielles n'ont eu qu'une influence bien secondaire sur la prolongation de ces existences.

C'est plutôt à la gaîté, à cet apanage de la jeunesse qui agit sur l'âme comme la lumière agit sur le corps, que les macrobiens dont nous venons de parler ont dû leur longévité.

Cependant un célèbre médecin moderne admet qu'un corps usé peut puiser une nouvelle vigueur dans l'atmosphère d'un autre corps florissant de jeunesse.

Il semble admettre avec Bacon que la sphère d'activité des esprits vitaux de chaque individu s'étend un peu au-delà des limites de son propre corps.

Il signale à cet égard l'effet que produit quelquefois sur les membres paralysés le contact d'animaux éventrés et encore chauds.

Le docteur Hochstetten, de Reutlingen, a désigné sous le nom de *magnétisme bestial* la cause occulte de certains effets qui se produisent au contact d'hommes malades et d'animaux sains.

Ces derniers soutireraient le principe morbide comme le paratonnerre soutire l'électricité des nuages.

Il a souvent vu des bergers se guérir de sciatiques opiniâtres en mettant leurs jambes en contact avec un hien vigoureux et bien portant.

L'animal donne bientôt des signes d'inquiétude, et lorsqu'on le lâche, il s'enfuit en criant et en boitant.

Nous ajouterons que lorsqu'une femme âgée épouse un jeune homme, on la voit souvent devenir plus leste et plus vivace.

Elle se restaure des effluves de son mari qui alors dépérit victime d'une union mal assortie.

On raconte qu'Artésius, sentant ses esprits défaillir, aspira fortement ceux d'un jeune homme vigoureux et lui donna la mort, mais qu'il vécut lui-même un grand nombre d'années en vertu de cet esprit étrange qu'il s'était approprié.

Tout le monde sait que les bouchers qui vivent dans une atmosphère imprégnée d'émanations de viandes fraîches, présentent généralement les attributs d'une brillante santé.

Le moyen âge, si fécond en idées bizarres d'enchantements et de sympathies occultes, devait nécessairement se préoccuper avec ardeur du grand problème de la prolongation de la vie.

Pendant cette époque de barbarie et de ténèbres qu'on a appelée l'éclipse de l'esprit humain, on s'imagina pouvoir prolonger à son gré l'existence en demandant à l'alambic et aux fourneaux la quintessence vitale, en se prémunissant contre l'influence de certains astres, etc.

On admit, par exemple, que la chair des serpents, des cerfs et des aigles avait la propriété de renouveler la vie en vertu d'une corrélation harmonique.

Ces animaux, en effet, d'après les croyances de l'époque, se dépouilleraient chaque année « des tristes apa-« nages de la caducité pour revêtir les apparences d'une « brillante jeunesse, » les serpents changeant de peau, les cerfs de cornes, et les aigles de becs.

On prépara une foule d'élixirs dont les principaux ingrédients étaient l'or potable, les perles dissoutes dans du jus de citron, l'émeraude et l'hyacinthe en poudre, les pierres de bézoar, la corne de rhinocéros, etc.

On chercha enfin à puiser et à dériver les influences et les vertus des corps célestes au moyen d'anneaux constellaires, etc.

D'après la philosophie hermétique, l'agent secret auquel on donnait le nom de *pierre philosophale* devait jouir de trois propriétés distinctes.

Dans son premier état de pureté, il réalisait la transmutation des métaux.

A un degré supérieur de perfection, il pouvait prolonger la vie bien au-delà de ses bornes naturelles.

Enfin à un degré plus élevé d'exaltation, il devait transporter les hommes dans le commerce intime des êtres spirituels.

Isaac le Hollandais, Basile Valentin et Daniel

Zachaire assurent qu'une personne qui prendrait chaque semaine une petite dose de pierre philosophale se maintiendrait toujours en bonne santé et que sa vie se prolongerait « jusqu'à la dernière heure qui lui a été assignée par Dieu. »

C'est à l'aide de ce moyen que Frédéric Gualdo, frère de la Rose-Croix, et l'ermite Trautmansdorf auraient atteint le premier l'âge de 400 ans, le second celui de 140.

Salomon Trismosin se vantait de pouvoir rendre la jeunesse à des femmes de 90 ans, en leur administrant l'élixir vital.

« Prolonger la vie jusqu'au jugement dernier,
« disait-il, n'est pour moi qu'une bagatelle. »

Artéphius qui vivait en 1130 se donnait 1000 ans.

« Moi-même, Artéphius, qui écris cela, je suis au
« monde depuis mille ans, ou peu s'en faut, par la
« grâce de Dieu et l'usage de l'admirable quintes-
« sence. »

*
* *

Une des découvertes qui produisirent le plus de sensation au moyen âge, ce fut le grand-œuvre d'Arnaud de Villeneuve.

Ce savant promettait des siècles d'existence à quiconque renouvellerait tous les sept ans l'opération suivante :

Au mois d'avril ou de mai appliquer sur le cœur, pendant le sommeil, un emplâtre composé de safran, de roses rouges, de santal, d'ambre et d'aloës ;

Vivre de poules nourries d'une manière spéciale dans laquelle la chair de vipère figurait en première ligne ;

Faire en même temps usage d'une confection composée de perles, de saphir, d'émeraude, de musc, etc.

Ses adeptes, du reste, ne devaient pas jouir longtemps de leur bénéfice de longévité ; car peu de temps après leur avoir promis une longue vie, il s'adonnait à l'astrologie et prédisait la fin du monde.

Pardonnons ces aberrations au savant qui découvrit les acides sulfurique, chlorhydrique et azotique, et qui sut, dit-on, le premier extraire l'alcool et l'essence de térébenthine.

*
* *

Au commencement du XVIe siècle un homme étrange remplit l'Europe entière du bruit de sa renommée.

C'était Auréole-Philippe-Théophraste Bombast de

Hohenheim, généralement connu sous le nom de Paracelse.

Il inaugura ses leçons publiques en faisant brûler les œuvres de Galien et d'Avicenne.

« Sachez, disait-il en apostrophant les livres voués « au feu, que mon bonnet renferme plus de science « que vous. »

Il se vantait d'avoir découvert l'esprit vital incorporé et prétendait pouvoir créer des hommes par l'alambic.

Cet homme qui promettait l'immortalité à ses adeptes, mourut à l'hôpital à l'âge de 48 ans.

*
* *

Cent ans plus tard, les médecins versaient largement le sang humain. Louis XIII était saigné quarante-sept fois dans les dix derniers mois de sa vie.

Bientôt un autre ordre d'idées prévalut. On imagina de transfuser le sang au lieu de le répandre et on crut avoir résolu le problème du rajeunissement perpétuel.

Comme le sang est le principe et l'âme de la vie, on admit la possibilité de prolonger presque indéfiniment l'existence en injectant dans les veines d'un vieillard le sang d'un homme jeune et vigoureux.

On se rappela la fable du rajeunissement d'Æson par Médée.

On sait que cette magicienne, après avoir frappé le vieillard à la gorge, fit sortir tout le sang qui coulait dans ses veines, et le remplaça par un suc merveilleux qu'elle avait préparé en faisant bouillir, entre autres ingrédients, le foie d'un vieux cerf et la tête d'une corneille blanchie par neuf siècles.

La transfusion du sang, grossièrement exécutée, donna des résultats désastreux.

Elle fut défendue par une décision de la cour de Rome et un arrêt du Parlement de Paris.

Si cette opération comme moyen de rajeunissement, n'a pas réalisé les espérances qu'elle avait fait concevoir, il n'en est pas moins vrai que dans ces derniers temps, grâce au perfectionnement du procédé, elle a conservé un assez grand nombre d'existences.

Il peut même se faire que l'avenir lui réserve un

sort brillant comme moyen méthodique de prolonger la vie chez les vieillards.

Des physiologistes anglais l'ont expérimentée plusieurs fois avec succès sur des animaux.

D'après Hufeland, elle aurait rendu, du moins pour quelque temps, à des brebis et à des chevaux, l'ouïe, le mouvement, la force et la gaîté que l'âge leur avait enlevés.

*
* *

On a du reste attribué de tout temps de grandes vertus au sang.

Le sang du bouquetin était vanté contre la pleurésie, celui de la belette contre les scrofules, celui de l'homme contre l'épilepsie.

Le sang du taureau passait pour un poison dans l'antiquité. Ce fut par ce moyen, dit-on, que Thémistocle se donna la mort.

Le sceptique Voltaire, se moquant, disait-il, des fables grecques, fit tirer du sang à un taureau et en but impunément une tasse.

Louis XI, pour purifier ses humeurs et prolonger sa vie, buvait du sang d'enfants et réalisait ainsi la fable du vampire.

A peu près à l'époque où la transfusion du sang était en honneur, François Bacon, le père de la philosophie expérimentale, jugea le problème de la prolongation de la vie digne de son attention et de ses recherches.

La vie est, suivant lui, une flamme consumée sans cesse par l'air qui l'entoure.

La cause de la vieillesse et de cette mort graduelle dont il s'agit de reculer le terme, est l'imperméabilité.

La vieillesse est une sorte de raccornissement universel, une espèce d'incrustation terreuse.

Les molécules de notre corps se rapprochent peu à peu par la double action de l'air extérieur et par la réaction du principe vital qui agit du centre à la circonférence.

Pour prévenir ou ralentir la corruption qui procède du dehors, il faut s'opposer à l'action déprédatrice de l'air atmosphérique soit en rétrécissant les pores de la peau au moyen du froid ou d'astringents, soit en les bouchant par des onctions huileuses ou des applications de vernis

On diminuerait la consomption intérieure au moyen

d'un régime tempérant et surtout à l'aide de l'opium qui jouerait le premier rôle dans la condensation des esprits par voie de répulsion.

Bacon recommande enfin une opération essentielle ayant pour but d'évacuer les vieux sucs et de les remplacer par des sucs nouveaux, de manière à renouveler périodiquement la substance du corps humain.

La première de ces indications se remplit au moyen d'un régime amaigrissant et de purgatifs;

La seconde par l'usage des toniques et d'aliments réparateurs destinés à remplir de sucs vivifiants les vaisseaux épuisés.

Quelque bizarre que soit la théorie de l'illustre chancelier, il n'en est pas moins vrai que son *Histoire de la vie et de la mort* renferme de grandes idées, des aperçus nouveaux, des observations profondes, et une foule de préceptes d'une utilité pratique incontestable.

*
* *

Descartes qui, dans ses voyages en Allemagne, s'était trouvé en relation avec les rose-croix, s'est aussi beaucoup préoccupé du problème de la prolongation de la vie.

Sans oser promettre l'immortalité, il ne doutait pas, si l'on en croit ses contemporains, de la possibilité de faire vivre aussi longtemps que les patriarches.

Rien dans ses ouvrages ne prouve qu'il ait eu cette prétention, à moins que l'on ne considère comme un arcane la fameuse omelette d'œufs couvis dont il était si friand.

Ce qu'il y a de certain, c'est que Descartes considérait la diète végétale comme très favorable à la longévité.

Son régime consistait à faire un grand nombre de repas peu copieux, « pour donner, disait-il, une occu-« pation continuelle à l'estomac, comme on le fait « pour les meules de moulins. »

Il fallait alors ne faire usage que de substances qui donnassent peu de nourriture, telles que des herbes, des racines et des fruits.

Il avait du reste une aversion profonde pour les charlatans et les inventeurs de spécifiques.

Descartes succomba à Stockholm à l'âge de 54 ans, mais à la suite d'une maladie occasionnée par la rigueur du climat.

*
* *

Un autre philosophe, Maupertuis, pensa qu'en trouvant l'art de retarder les mouvements végétatifs du corps humain, on parviendrait peut-être à prolonger la durée de la vie.

La nature donne à chaque instant des preuves qu'elle observe dans toutes ses opérations une grande analogie, et qu'elle traite l'espèce humaine et les animaux avec assez d'égalité.

Or les plantes et les arbrisseaux qui sont accoutumés au repos de l'hiver durent peu si la chaleur des serres les force à végéter dans toutes les saisons.

Les œufs des oiseaux et de plusieurs sortes d'insectes sont des animaux renfermés dans une coquille.

Ils y ont une espèce de vie qu'on peut prolonger longtemps en les mettant à l'abri de la chaleur qui seule conduit cette vie à maturité.

Non seulement on peut ralentir la vie des insectes pendant qu'ils sont dans le premier œuf, en empêchant cet œuf d'éclore, mais on peut encore la retarder lorsqu'ils sont sous forme de chrysalides, en les tenant dans un lieu froid peu favorable à leur évolution.

Cette prolongation est quelquefois considérable; car elle peut aller jusqu'à des années, et sur une vie dont la durée ordinaire n'est que de quelques jours, des années sont plus que ne seraient pour nous des siècles.

On a dit que le procédé de Maupertuis consistait à enduire les corps d'une espèce de vernis; mais il n'a rien formulé de précis à cet égard.

*
* *

Si nous arrivons aux dernières années du XVIIIe siècle, nous voyons se renouveler, sous une autre forme, les aberrations qui avaient tourmenté l'esprit humain au moyen âge.

De vagues aspirations vers un nouvel ordre de choses, l'agitation produite dans les masses par cette espèce d'état électrique qui est le précurseur des grandes tempêtes, devaient puissamment favoriser l'avénement d'innovations hardies.

C'est alors que parurent une foule de compositions ou d'appareils auxquels on attribua le pouvoir de suspendre le cours de la nature et de prévenir la vieillesse.

Nous citerons pour exemples :

Le fameux *sel de vie* du baron Léopold de Hirschen ;

Le thé du comte de Saint-Germain dont on possède la recette, et qui faisait, disait-on, des merveilles, bien que ce fût un simple mélange de fleurs de sureau, de semences de fenouil et d'anis, de crême de tartre et de feuilles de séné ;

L'élixir d'immortalité de Cagliostro, qui n'était autre chose qu'une liqueur stomachique insignifiante ;

Enfin le lit céleste du docteur Graham, lequel, vendu à l'encan, se trouva contenir une espèce d'appareil magnétique, des substances odoriférantes, et des cordes métalliques dont les vibrations produisaient dans certaines circonstances des sons plus ou moins harmonieux.

Ce qui caractérise l'époque dont nous parlons, c'est que les inventeurs de ces prétendus spécifiques étaient des charlatans qui ne se faisaient aucune illusion sur l'inanité de leurs découvertes, et ne cherchaient qu'à faire fortune aux dépens de la crédulité publique.

Au moyen âge, au contraire, les prétendues panacées étaient souvent le produit d'élucubrations savantes, et ceux qui les prônaient avec enthousiasme avaient au moins pour excuse l'énergie de leurs convictions.

* * *

Le lit du docteur Graham nous rappelle un procédé qui paraîtrait avoir été recommandé par le médecin allemand Julius von der Fisch Weiller, mort il y a quelques années, âgé de plus d'un siècle.

La longévité, suivant lui, serait promise à celui qui, aussi souvent qu'il pourrait le faire, et tout au moins pendant la nuit, garderait la position suivante :

La tête dans la direction du pôle nord et le reste de son corps dans une direction horizontale aussi rapprochée que possible du méridien.

La persistance de cette attitude mettrait le sujet en rapport avec le sens des courants magnétiques qui sillonnent la surface de notre globe.

Il en résulterait une espèce d'aimantation continue, régulière et normale de la masse de fer contenue dans nos organes et un accroissement considérable de notre principe vital.

Toutes les panacées, tous les arcanes que nous venons de passer en revue n'ont jamais eu qu'une vertu chimérique.

S'ils ont eu un moment de vogue, c'est que le vulgaire se complaît dans le merveilleux et que ces moyens s'adressaient à un instinct qui domine tous les autres, celui de la conservation.

Tout le monde, en effet, se plaint de la vie et chacun veut vivre.

Nous verrons qu'il faut demander à un autre ordre de faits le secret de la prolongation de l'existence.

*
* *

Notons en terminant que si l'art est impuissant à insuffler, pour ainsi dire, une vie nouvelle dans un organisme usé, la nature, par un singulier caprice, produit quelquefois un rajeunissement partiel.

En voici quelques exemples :

Hufeland cite un habitant du Palatinat qui, à 98 ans, se remit à faire des dents. Le renouvellement fut tel que dans l'espace de quatre années (il mourut à 102 ans), il lui en perça 50.

Sinclair parle d'un homme chez qui, à l'âge de 105 ans, il poussa des dents nouvelles et des cheveux noirs.

Une femme, citée par le même auteur, vit à 99 ans

sa tête s'ombrager de cheveux bruns qui devinrent blancs cinq ans plus tard, quelques mois avant sa mort.

Chez une femme nommée Jeanne Boor, décédée à Pennatier, dans le Périgord, à l'âge de 108 ans, les cheveux blancs avaient été remplacés à 90 ans par des cheveux noirs qui avaient blanchi à 100 ans, et avaient été de nouveau remplacés par des cheveux noirs.

Nous avons déjà parlé de François Hongo, mort à Smyrne, âgé de près de 115 ans. A 100 ans il lui avait poussé des cheveux noirs; à 112 ans ses sourcils et sa barbe avaient pris la même teinte. A 110 ans il lui avait poussé deux grosses molaires.

Bernstein parle d'une femme chez qui les règles se supprimèrent à 60 ans à la suite d'un accouchement, puis reparurent à 75 ans et persistèrent jusqu'à 99 ans.

DE LA

DURÉE NORMALE DE LA VIE

dans l'espèce humaine.

L'homme doit être placé parmi les animaux qui vivent le plus longtemps, ce qui rend bien injustes nos plaintes sur la brièveté de la vie.

HALLER.

III.

On a cherché, dès les temps les plus reculés, à déterminer la durée normale et les limites naturelles de la vie de l'homme.

Hésiode attribue à la corneille neuf fois notre vie, au cerf quatre fois la vie de la corneille, trois fois la vie du cerf au corbeau, et fait des calculs encore plus fabuleux pour le phénix et les nymphes.

Pline nous a transmis la théorie de Petosiris et de Necepsos, qu'on a appelée *tétrartemorion*, à cause de la division du zodiaque par trois signes.

Elle établit qu'en Italie on pouvait atteindre 124 ans de vie.

Personne ne pourrait dépasser, à partir du point de sa nativité, la mesure de 90 degrés, appelée *anaphore*, qui peut être interceptée par l'intervention d'astres malfaisants ou seulement de leurs rayons et des rayons du soleil.

Vint ensuite l'école d'Esculape qui prétendit que la durée de la vie était réglée par les étoiles.

Les adeptes de cette école disaient que les cas de longévité sont rares parce qu'il naît une foule d'individus aux heures critiques des jours lunaires, et que ceux qui naissent ainsi soumis à l'influence des années climatériques ne passent guère la 54e année.

Epigène niait que l'homme pût accomplir 112 ans; Bérose qu'il pût dépasser 117.

Les livres sacrés des Etrusques adoptaient douze périodes septennales ou 84 ans, comme durée normale de la vie humaine.

Solon admettait des périodes septennales dont il portait le nombre à dix, ce qui restreignait la durée de la vie à 70 ans.

Suivant Ptolémée, Cardan, Argole, etc., la longueur de la vie procéderait de certaines dispositions des planètes au moment de la naissance.

« Les luminaires dans leurs angles, dans leurs faces et dignités, sans aspect de maléfiques, le soleil avec

Jupiter dans l'ascendant, ou bien la lune disposée avec ce même bénéfique, promettent une vie longue et le plus souvent fortunée. »

Cornaro lui-même, ce prototype de la sobriété, regardait l'âge de 100 ans comme le terme ordinaire assigné par la nature à la vie de ses enfants.

D'après les idées encore en vigueur à l'époque où il vivait, il admettait l'influence des astres sur la durée de la vie.

Seulement il pensait que l'homme par sa tempérance peut se soustraire en partie à l'arrêt fatal. « Si le ciel influence, il ne violente pas. »

Parmi les théories modernes nous avons d'abord celle de Schubert qui a pour base la périodicité de la terre.

Il prétend que la vie humaine doit durer 70 ans 9/10, parce qu'il faut qu'elle contienne autant de jours que comprend d'années la période de la précession des équinoxes, fondée sur un mouvement particulier de l'axe de la terre, c'est-à-dire 25920.

Butte, se laissant guider par l'idée d'une proportion

organique du temps dans la vie et entraîné par le nombre trois qu'il croyait fondamental, donnait à chaque période de la vie 3^2 = neuf années, et à la vie trois périodes, par conséquent $9^2 = 81$ ans.

Le célèbre physiologiste allemand Burdach évalue la durée naturelle de la vie à quatre mille semaines, ou 76 ans 3 semaines et 3 jours.

La vie étant progressive eu égard à son contenu et à son extension, l'enfance contiendrait, suivant lui, une période de 400 semaines, la jeunesse deux de ces périodes, l'âge moyen trois, le grand âge quatre.

Il s'ensuit qu'à la dixième période ou avec la quatre millième semaine, la vie doit être terminée et son idée épuisée.

Buffon s'appuyant sur une donnée physiologique, a posé en principe que la durée totale de la vie peut se mesurer en quelque façon sur celle du temps de l'accroissement.

Mais un élément essentiel à la solution du problème manquait à ce grand naturaliste : il ne connaissait pas le signe certain qui marque le terme de l'accroissement.

M. Flourens a trouvé ce signe dans la réunion des os à leurs épiphyses.

C'est au moment où les os sont réunis à leurs épiphyses que les animaux cessent de croître.

Cette réunion s'opère, en général, chez l'homme à 20 ans; chez le cheval à 5 ans; chez le lion à 4 ans; chez le chien à 2 ans.

Or le cheval vit 25 ans, le lion 20, le chien 10 à 12. C'est à peu près cinq fois la durée de la croissance.

La vie de l'homme supposée calme et à l'abri d'accidents doit donc aller tout au moins à un siècle.

M. Flourens est allé plus loin.

S'appuyant sur l'opinion de Haller et sur des exemples incontestables d'extrême longévité chez des oiseaux, des poissons et des mammifères, il arrive à classer la vie en deux groupes :

La vie ordinaire et la vie extraordinaire qui peut se prolonger au double de l'autre.

D'où il résulte que l'homme peut à toute rigueur vivre 200 ans.

M. Flourens, en reculant ainsi le terme de la vie, devait adopter une classification inaccoutumée de ses différentes périodes.

Pour lui, — et il base sa doctrine sur de longues observations, — les âges se divisent en quatre séries, chacune dédoublée.

Première enfance : de la naissance à 20 ans ; seconde enfance ou adolescence, de 10 à 20.

Première jeunesse : de 10 à 30 ; seconde jeunesse, de 30 à 40.

Premier âge viril : de 40 à 55 ans ; second âge viril, de 55 à 70.

Première vieillesse : de 70 à 85 ; seconde vieillesse, de 85 ans jusqu'à la mort.

M. Flourens prolonge l'adolescence jusqu'à 20 ans parce qu'alors seulement se termine le développement des os, et par suite l'accroissement du corps en longueur.

S'il prolonge la jeunesse jusqu'à 40 ans, c'est qu'alors seulement se termine l'accroissement du corps en grosseur, ce qui peut survenir de plus passé ce temps, n'étant qu'une accumulation de graisse.

Puis s'il prolonge l'âge viril jusqu'à 70 ans, c'est qu'il aperçoit un travail d'*invigoration* qui rend toutes les parties du corps plus fermes, plus achevées, lequel travail se fait de 40 à 55 ans et se maintient ensuite jusqu'à 70 ans à peu près.

La vieillesse alors commence. — Pour M. Flourens,

elle a pour caractère la perte des forces en réserve. Il ne reste plus au vieillard que la force agissante, celle du moment.

*
* *

Deux physiologistes célèbres, Haller et Hufeland, avaient déjà, antérieurement aux travaux de M. Flourens, ouvert une vaste perspective à cet appétit de longue vie, qui est une des faiblesses de l'homme.

Haller avait cherché à évaluer le terme naturel, normal de la vie humaine, en se basant sur des données historiques, et il l'avait placé entre 90 et 100 ans.

Plus récemment Hufeland avait été conduit, en suivant un autre ordre d'idées, à des conclusions presque identiques à celles de M. Flourens.

Suivant lui, le terme le plus reculé que nous offrent les exemples modernes de longévité, peut être considéré comme l'expression de la limite extrême de la vie de l'homme, ou en d'autres termes, comme l'idéal de sa perfection.

Les existences qui nous paraissent si exceptionnelles seraient simplement des spécimens de ce que la nature est capable d'opérer dans les circonstances favorables.

Le docteur Lucas est encore allé plus loin. Il considère les longévités extrêmes comme un rappel à l'ordre, comme un retour spontané de la vie à son type spécifique de durée, retour d'autant plus fréquent, d'autant plus général que les circonstances lui sont plus propices, mais qui s'accomplissent même en dépit des circonstances, si elles ne sont pas favorables.

DES CONDITIONS INDIVIDUELLES

HÉRÉDITAIRES OU PHYSIQUES

FAVORABLES A LA LONGÉVITÉ.

L'excès de force devient, pour la plupart des hommes, une source d'abus. Il vaudrait mieux être né avec cette faiblesse qui, portant en tout lieu la conscience de son impuissance, ne permet rien de périlleux.

VIREY.

User de ce qu'on a et agir en tout selon ses forces, telle est la règle du sage.

CICÉRON.

IV.

En tête des particularités individuelles qui peuvent faire espérer une longue vie, il faut placer l'hérédité.

On a une grande chance de parcourir une longue carrière lorsqu'on descend d'une famille qui compte beaucoup de vieillards.

Rush n'a pas connu d'octogénaire qui ne pût citer parmi ses ascendants ou ses proches quelques exemples de longévité.

Certaines familles, au contraire, semblent vouées à une mort précoce.

Ainsi, dans la famille Turgot, on ne dépassait guère l'âge de 50 ans.

L'homme qui l'a rendue célèbre, voyant approcher l'époque fatale, se hâta, malgré l'apparence d'une bonne santé, de mettre la dernière main à un travail qu'il avait entrepris.

Il mourut, en effet, à 53 ans.

Presque tous les individus qu'on a cités comme des exemples remarquables de longévité, appartenaient à des familles « qui semblaient jetées dans un moule à part pour vivre longtemps. »

Henrich Jenkins, qui vécut 169 ans, appelé un jour en témoignage pour un fait qui s'était passé 140 ans auparavant, comparut escorté de ses deux fils, dont l'un avait 102 ans et l'autre 100 ans.

Le norvégien Joseph Surrington qui mourut à 160 ans, laissa plusieurs enfants dont l'aîné avait 103 ans.

Le père de Jean Chiossich qui est mort en 1820, à l'âge de 117 ans, avait atteint sa 105e année. Un de ses oncles paternels avait vécu 107 ans.

Le père du paysan polonais dont nous avons déjà parlé plus haut, et qui est mort à 156 ans, avait vécu 150 ans.

La famille de Thomas Parre qui fut présenté à Charles II, à l'âge de 152 ans, comptait quatre générations marquées par des vies de 112, 113 et 124 ans. Son fils est mort lui-même à 127 ans.

Il est mort en 1782, sur les terres de M. Saluski, en Pologne, un paysan âgé de 156 ans qui s'était marié pour la première fois à 30 ans. Il avait passé 113 ans de sa vie dans les liens du mariage. Son père avait vécu 150 ans.

Traçons maintenant, d'après les physiologistes, le portrait de l'homme destiné à une longue vie.

Il a une taille moyenne, même un peu ramassée. Il n'est ni trop maigre ni trop gras.

Les hommes d'une haute taille, ainsi que ceux qui ont beaucoup d'embonpoint, peuvent vivre longtemps, pourvu qu'ils soient actifs et prennent beaucoup d'exercice.

Ceux qui sont d'une petite taille ou maigres ne parviennent à un âge avancé que lorsqu'ils sont d'un caractère calme, tranquille et amis du repos.

La tête doit être forte sans être volumineuse ; le cou d'une longueur médiocre ; les épaules plutôt arrondies qu'en forme d'ailes; la poitrine large et bien arquée; le ventre peu proéminent.

Les mollets, chez l'individu bien constitué, doivent être presque ronds, les pieds épais et de longueur moyenne; les extrémités parsemées de grosses veines.

Les sens sont bons, sans être trop délicats; le pouls uniforme et lent.

François Bacon qui a étudié avec soin les caractères physiques qui peuvent être considérés comme le présage d'une longue vie, prétend, contrairement à l'opinion de Hufeland, que les blonds meurent généralement plus jeunes que les bruns.

Suivant lui, des cheveux raides et semblables à du crin sont un meilleur signe, relativement à la longévité, que des cheveux mous, fins et souples.

Lorsque les parties supérieures du corps, telles que la poitrine et le cou, sont très velues, c'est, ajoute Bacon, un pronostic de vie courte.

(Faisons cependant observer que Thomas Parre, d'après la remarque de Harvey qui en a fait l'autopsie, avait la poitrine très velue).

Au contraire, si les cuisses et les jambes sont garnies de poils nombreux, c'est un signe de longue vie.

Des yeux un peu grands et dont l'iris est d'une couleur tirant sur le vert ou sur le gris; le ventre sec et serré dans la première jeunesse, mais devenant un peu plus humide et plus lâche vers le déclin de l'âge, annoncent une disposition à une longue carrière.

Le tempérament qui paraîtrait le plus favorable à la durée de la vie serait le tempérament sanguin combiné avec une légère teinte de lymphatisme.

*
* *

Le grand chancelier d'Angleterre attachait de l'importance à certains détails de la conformation de la main comme signes de la durée de la vie.

Suivant lui, cet appendice doit être large, la paume presque unie et n'ayant que des lignes peu nombreuses, peu profondes et peu apparentes.

Ces indications ne peuvent être considérées que comme un dernier tribut payé par Bacon à un art tombé en discrédit après avoir joui d'une vogue immense : la chiromancie.

De toutes les parties du corps qui peuvent fournir

des notions sur la durée de la vie, la main est celle qui avait été le plus étudiée au moyen âge, où on la considérait comme le véritable livre de la destinée humaine.

On donnait le nom de *ligne vitale* à celle qui embrasse la racine du pouce.

On la nommait ainsi parce que de l'examen de sa position, de sa longueur ou de sa brièveté, de sa largeur ou de sa délicatesse, on pouvait, disait-on, déduire facilement la durée de la vie.

Aristote, du reste, avait déjà fait remarquer que c'est un signe de longue vie lorsqu'une ou deux lignes fortement marquées dans la main en occupent toute la longueur.

Quelques physiologistes ont remarqué que les hommes qui par la délicatesse de leur constitution se rapprochent le plus des femmes, profitent de la supériorité de vie qui est un des attributs du sexe féminin.

On sait, en effet, que les femmes vivent plus que les hommes, inégalité destinée à rétablir entre les deux sexes l'équilibre dérangé par la prédominance des naissances masculines.

Cette prérogative a sa source dans une loi primordiale de la nature humaine, dans des causes innées, indépendantes des circonstances extérieures.

Le genre de vie, en effet, ne joue ici qu'un rôle secondaire.

Ce qui le prouve c'est que la plus-vitalité de la femme est à son maximum dans le sein de sa mère, puisque pour 100 mort-nés du sexe masculin, on n'en compte que 80 du sexe féminin.

Extrêmement prononcée dans les premiers mois de l'existence, elle s'atténue insensiblement.

Enfin elle devient presque nulle à l'âge adulte, c'est-à-dire précisément à l'époque de la vie où les causes accidentelles dont on pourrait invoquer l'influence commenceraient à faire sentir leur action.

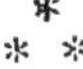

Une circonstance favorable à la durée de la vie, c'est la lenteur régulière de l'accroissement.

Nous avons déjà vu que dans le règne animal comme dans le règne végétal les individus dont le développement est le plus lent sont ceux qui vivent le plus longtemps.

Les corps qui ont besoin d'un temps plus long pour acquérir toute la perfection dont ils sont susceptibles, sont par cela même plus vivaces et d'une plus longue durée.

La lenteur des périodes par lesquelles ils arrivent à leur maturité et qui sont caractérisées par la pousse des dents, du poil follet, de la barbe, etc., annonce la longue durée de la période totale dans laquelle leur vie est circonscrite.

Le développement est en général plus rapide dans les pays chauds que dans les pays froids. Aussi est-ce dans ces derniers qu'on trouve le plus d'exemples d'une longue vie.

John Sinclair cite le cas suivant comme un exemple remarquable d'un développement trop rapide et de la vieillesse anticipée qui en est pour l'ordinaire la conséquence.

Louis II, fils de Ladislas VI, roi de Hongrie, était né longtemps avant terme. A l'âge de deux ans il fut couronné; à six ans, il succéda à son père; à quatorze ans, il avait une barbe complète ; à quinze ans, il se maria ; à dix-huit ans, il avait déjà les cheveux gris; il mourut à vingt ans.

*
* *

Un développement trop hâtif des facultés intellectuelles n'est pas moins funeste qu'une trop grande précocité physique.

C'est souvent avec raison qu'on dit en parlant d'un enfant dont l'intelligence est au-dessus de son âge : « Il a trop d'esprit, il ne vivra pas. »

Les enfants de génie atteignent rarement un âge avancé.

Un des reproches les plus sérieux qu'on puisse faire au système actuel d'éducation, c'est de précipiter par des moyens factices le développement de l'intelligence et de la sensibilité morale.

Les enfants dont les idées se développent avant le temps indiqué par la nature, retombent d'ailleurs presque toujours dans la vulgarité après avoir brillé un instant d'un éclat éphémère.

Une éducation anticipée tue dans leurs germes les plus hautes aptitudes de la vie et épuise la source sacrée.

Hufeland attribue la haute taille et la vigueur des anciens Germains au soin qu'on prenait de prolonger leur enfance par une éducation lente et graduelle.

*
* *

Une santé irréprochable, résultant d'un équilibre parfait de toutes les fonctions, est certainement, si elle est bien conduite, un gage de longévité.

Il ne faut pas croire cependant qu'on ne puisse parvenir à un grand âge avec une constitution frêle et délicate.

On a écrit un volume sur les avantages du valétudinarisme.

Les personnes débiles, comme nous le verrons dans une autre partie de cet ouvrage, soutiennent souvent mieux que les autres le choc des grandes maladies, et parviennent à un âge que n'atteignent pas des individus vigoureux.

On est même allé plus loin.

Certaines affections dont l'effet est de faire maigrir excessivement le malade, étant traitées à fond et radicalement guéries, contribueraient à la prolongation de la durée de la vie.

Leur effet propre serait de recohober pour ainsi dire l'existence en substituant des sucs nouveaux aux anciens qu'elles ont consumés.

C'est dans ce sens qu'un médecin célèbre a pu dire : « Etre convalescent, c'est rajeunir. »

DE L'AIR

COMME ALIMENT DE LA VIE

et source de longévité.

L'air est le pain de la respiration.

Max. Simon

Il n'y a pas d'atmosphères indifférentes. On est vivifié et nourri, ou on est empoisonné.

Fonssagrives.

V.

« La respiration, dit le docteur Lutterbach, est un « parterre de fleurs qu'il suffit d'arroser pour jouir d'un « printemps perpétuel jusqu'à la fin de ses jours. »

Un des meilleurs moyens de prolonger et d'embellir l'existence serait de s'approprier la puissance de l'air en méthodisant l'acte respiratoire et en le soumettant à une espèce de gymnastique.

Jusqu'à présent le genre humain aurait respiré d'une manière machinale et inintelligente, sans mesure et sans harmonie.

M. Lutterbach a formulé vingt-trois manières d'absorber l'air et de le rejeter...

L'enthousiasme avec lequel il exalte son procédé nous rappelle le célèbre astronome Lahire qui ôtait son chapeau chaque fois qu'il rencontrait un moulin à vent, pour rendre hommage à la puissance de l'air et aux arts mécaniques qui ont su l'utiliser d'une manière si ingénieuse.

Laissons de côté ces excentricités tudesques, mais reconnaissons que la fonction respiratoire joue un rôle immense dans l'entretien et la prolongation de la vie.

*
* *

« La vie et la flamme ont cela de commun, dit Cuvier, que ni l'une ni l'autre ne peut subsister sans air. »

L'homme peut vivre pendant quelques jours et même quelques semaines sans manger; mais il lui est impossible de vivre deux minutes sans respirer.

Personne n'ignore cette rigoureuse nécessité, et cependant on ne se rend pas un compte exact de l'importance dévolue à l'air atmosphérique dans les phénomènes de la vie.

Pour bien comprendre l'influence d'un air pur ou vicié sur les organes respiratoires, il faut se rappeler que l'air atmosphérique est mis en contact avec le tissu pulmonaire, environ seize à dix-huit fois par minute.

Il faut savoir que chaque inspiration fait circuler d'un tiers de litre à un demi-litre d'air dans les poumons, c'est-à-dire 488 à 500 litres par heure.

Ce mouvement fonctionnel se reproduit sans interruption dans l'état de veille comme dans celui de sommeil, depuis le moment où l'homme voit le jour jusqu'à l'instant où il rend le dernier soupir.

Puisque c'est l'air qui alimente la lampe de la vie et que celle-ci en consomme une aussi grande quantité, il est de la plus haute importance que ce fluide soit exempt de toute altération

*
* *

Les oiseaux, malgré la rapidité de leur croissance et leurs prodigalités amoureuses, ont une existence relativement plus longue que celle de l'homme.

C'est à l'ampleur de leur surface respiratoire et à la pureté du milieu dans lequel ils sont plongés, qu'ils doivent en grande partie ce privilége de longévité.

La respiration est chez eux la fonction dominante de l'économie.

L'enveloppe de leurs poumons est criblée de trous qui permettent au fluide aérien d'imprégner la plus grande partie de leur organisme en pénétrant dans leur abdomen, dans l'intérieur de leurs os et jusque dans leurs plumes.

Les oiseaux domestiques qui s'éloignent peu du sol sont moins bien favorisés sous le rapport de la durée de la vie que ceux qui habitent les hauteurs et planent dans les régions élevées de l'atmosphère.

Comparez le cultivateur qui passe sa vie au milieu des champs et l'ouvrier qui végète dans une chambre étroite ou dans un atelier malsain.

L'un présente tous les attributs de la vigueur et de la santé; l'autre porte sur sa figure hâve et flétrie l'empreinte d'une constitution appauvrie et maladive.

C'est que le premier, placé à la véritable source de la santé et du bonheur, respire un air riche et pur, tandis que la poitrine de l'autre ne se dilate que pour recevoir un air insuffisant et vicié.

Un habile médecin à qui l'on demandait le meilleur moyen de se bien porter, répondit : — « C'est de vivre en plein air. »

*
* *

Pour se faire une idée de l'immense quantité de corps étrangers que l'atmosphère peut renfermer tout en conservant sa transparence, il suffit d'examiner le rayon de lumière qui traverse un endroit obscur.

Ce rayon ne laisse presque rien apercevoir en pleine mer et sur les hautes montagnes; mais il est chargé d'une énorme quantité de corpuscules dans les cités populeuses.

Débris d'aliments, débris de vêtements, débris de meubles, tout s'y trouve représenté.

La farine de blé est de tous les corps étrangers celui qui s'y rencontre en plus grande abondance.

M. Pouchet en a découvert dans les plus inaccessibles réduits de nos vieilles églises gothiques, mêlée à de la poussière noircie par sept ou huit siècles d'ancienneté.

Il en a rencontré dans les hypogées de la Thébaïde, où elle datait peut-être de l'époque des Pharaons.

Nos poumons en renferment toujours une certaine quantité.

Nous avons dit plus haut que les os des oiseaux étaient creux et servaient à la respiration.

Le physiologiste que nous venons de citer a trouvé dans les os d'un paon élevé dans un château, des filaments de laine et de soie teints des plus magnifiques couleurs, débris des riches parures des châtelaines du lieu ou de quelques ouvrages de leurs mains.

Au contraire, les poules d'un boulanger avaient leurs cavités pneumatiques presque entièrement bourrées de farine et de débris de vêtements grossiers.

Celles d'un charbonnier offraient d'abondantes parcelles de charbon.

*
* *

L'action exercée sur les poumons par les corps étrangers suspendus dans l'atmosphère peut, dans certaines professions qui les dégagent en abondance, se traduire par des accidents mortels.

Les poussières minérales sont les plus nuisibles, bien qu'elles se bornent quelquefois à une simple action mécanique.

Ainsi les ouvriers qui emploient l'émeri, le plus dur de tous les corps dont on fasse usage dans les arts, sont aussi les premiers dans l'ordre de fréquence de la phthisie pulmonaire.

Les fabricants d'aiguilles de montres offrent 55 phthisiques sur 100.

Le polissage de l'acier fait périr presque tous les ouvriers employés à Sheffield. On a noté que sur 2,500 d'entre eux, 35 à peine arrivent à l'âge de 50 ans et 70 à celui de 45.

Le docteur Knight a remarqué que pas un polisseur de fourchettes d'acier n'atteignait sa 36e année.

Les poussières siliceuses viennent ensuite pour la gravité des effets qui résultent de leur inhalation habituelle.

Avant l'adoption du broyage à l'eau, la plupart des ouvriers qui pulvérisaient la silice dans les fabriques de porcelaine, succombaient à la phthisie.

L'inhalation d'une poussière très divisée est une cause de phthisie plus fréquente que celle de molécules grossières.

Ces dernières rencontrent des obstacles pour pénétrer jusqu'aux poumons, tandis que les poussières très fines parviennent jusqu'aux dernières ramifications bronchiques.

*
* *

L'air des enceintes closes peut être altéré non seulement par les corpuscules qu'il tient en suspension, mais par l'effet de la respiration des êtres vivants qui l'habitent.

L'homme, en respirant, absorbe une portion de l'élément vital atmosphérique (oxygène) et rejette une quantité égale d'acide carbonique.

L'adulte expire par heure environ 18 litres de ce gaz délétère.

Ce chiffre donne la mesure de ce qui doit se passer dans les lieux mal ventilés où les hommes sont réunis en grand nombre.

Dans l'Indoustan, 146 prisonniers furent enfermés le soir, par les Anglais, dans une chambre de vingt pieds carrés qui n'avait d'autre ouverture que deux petites fentes donnant sur une galerie.

A deux heures du matin, 96 de ces prisonniers étaient déjà morts asphyxiés.

Au point du jour, lorsque la prison fut ouverte, il n'y en avait plus que 23 vivants. Encore étaient-ils dans un état pitoyable.

Un fait analogue s'est passé après la bataille d'Austerlitz.

Trois cents prisonniers autrichiens ayant été enfermés dans une cave, 260 succombèrent dans un court espace de temps.

Plus récemment, le 9 novembre 1855, à Marseille, l'influence de l'air confiné a produit des effets désastreux à bord d'un navire ; sur 450 individus enfermés dans l'entre-pont, 250 furent trouvés morts par suffocation au bout de quelques heures.

La viciation de l'air confiné peut même agir d'une manière aiguë et se traduire par une action prompte et énergique.

On connaît l'histoire des assises d'Old-Bailey dans lesquelles juges, auditeurs et accusés furent frappés d'une asphyxie mortelle.

J.-J. Rousseau avait raison de dire que l'haleine de l'homme est un poison pour ses semblables.

L'air que nous respirons, par exemple dans un théâtre encombré de spectateurs, a déjà traversé des centaines de poumons qui s'en sont approprié l'élément vital.

Aspiré et rejeté des milliers de fois, il a fini par se

dépouiller du principe nécessaire à la vie et par se charger d'excrétions gazeuses qui sont comme le produit de la digestion que nous en avons faite.

*
* *

Non seulement l'homme dénature l'air confiné en absorbant l'oxygène et en y substituant des gaz délétères.

Il le vicie encore par les matières organiques, putrescibles, qui s'échappent avec la vapeur aqueuse de l'expiration.

De telle sorte qu'à défaut d'une ventilation convenable, il y a non seulement menace d'asphyxie, mais danger d'infection.

Ainsi, de 1842 à 1848, la fièvre typhoïde se déclarait chaque année à Saint-Cloud parmi la garnison, huit jours après l'arrivée du roi, pour disparaître quand le roi partait.

La cause de cette périodicité était évidente. Les casernes où ne logeaient en temps ordinaire que 4 à 500 hommes, en contenaient près du triple dès que le roi arrivait dans cette résidence.

Ces hommes, entassés dans des chambres étroites

et mal aérées, infectaient l'air qui, à son tour, les empoisonnait.

Les officiers, les sous-officiers et les autres habitants de la ville, mieux logés, échappaient à la maladie

M. Turck a vu, à Epinal, une cause semblable produire les mêmes effets.

Les élèves d'un pensionnat, trop nombreuses pour le local qu'elles habitaient, contractèrent la fièvre typhoïde.

Renvoyées chez leurs parents, elles portèrent la maladie dans vingt communes où elle fit de nombreuses victimes.

*
* *

Il suffit que l'air contienne dix pour cent d'acide carbonique pour causer la mort, et cela sans provoquer la toux, sans déterminer aucun symptôme de suffocation.

En proportion moindre, cet acide peut imprimer à la longue des modifications latentes, mais profondes dans la constitution.

Ce gaz étant une des causes les plus fréquentes de

la viciation de l'air confiné, il est intéressant de connaître les circonstances qui en font varier la production dans un temps donné.

L'homme, avons-nous dit, exhale par le poumon environ 18 litres d'acide carbonique par heure.

Cette proportion augmente notablement lorsque la respiration est accélérée.

L'homme exhale une quantité d'acide carbonique plus considérable que la femme. La différence est surtout marquée de 30 à 40 ans.

La quantité d'acide carbonique exhalée augmente jusqu'à l'âge de trente ans, puis décroît successivement.

Quel que soit le sexe et l'âge, elle est d'autant plus élevée que la constitution est plus forte.

Elle baisse pendant le sommeil et sous l'influence d'une alimentation insuffisante.

La nourriture féculente l'augmente; l'usage des alcooliques la diminue.

L'abaissement du chiffre de l'acide carbonique expiré a été constaté dans certains états morbides, notamment dans le typhus et le choléra.

Dans cette dernière maladie, il peut aller jusqu'à moitié de la quantité normale, et même au quart ou au cinquième dans les cas graves et mortels.

En général, chez les malades qui guérissent, la proportion ne descend pas au-dessous de la moitié.

*
* *

L'homme, comme nous venons de le dire, absorbe en respirant l'élément vital de l'air et rejette de l'acide carbonique.

L'air atmosphérique finirait donc par être à la longue dépouillé de son principe vivifiant et chargé d'un gaz délétère, si la nature n'y eût remédié par un admirable mécanisme.

Les plantes sont chargées de rétablir l'équilibre. A l'inverse de l'homme, elles absorbent de l'acide carbonique et rendent de l'oxygène.

Toutefois ce phénomène ne se produit que pendant le jour, sous l'influence de la lumière solaire.

Dans l'obscurité elles dégagent de l'acide carbonique.

C'est en partie ce qui explique pourquoi il est malsain de se promener la nuit sous les arbres et de renfermer des plantes dans sa chambre à coucher.

Le gaz asphyxiant dont nous venons de parler est surtout exhalé en abondance par les enveloppes florales, les pistils et les étamines.

Marques a constaté par des expériences l'altération profonde que l'air reçoit des fleurs.

Cet habile physiologiste a démontré qu'au bout de six heures l'air enfermé dans une cloche sous laquelle était placée une rose, était déjà assez vicié pour éteindre deux fois de suite une bougie.

Il a du reste observé que les fleurs inodores et les fleurs odorantes consomment une égale quantité d'oxygène.

Les fleurs ne se bornent pas à décomposer l'air atmosphérique.

Elles se chargent de particules volatiles qui, concentrées dans un petit espace, doivent être regardées comme des médicaments ou de véritables poisons.

Des lauriers-rose en fleur renfermés la nuit dans

une chambre, ont donné la mort à des personnes qui y étaient endormies.

On a trouvé à Londres une femme morte dans son lit, sans qu'on pût soupçonner d'autre raison de cet accident que les exhalaisons de lys fleuris qu'elle avait gardés dans sa chambre, qui était peu spacieuse.

Triller a vu une jeune fille périr de la même manière par l'effet de fleurs de violette.

L'odeur de certains fruits présente le même danger que le parfum des fleurs.

La veuve X....., de Lyon, avait déposé dans sa chambre à coucher plusieurs paniers d'abricots dont elle voulait faire des confitures.

Le lendemain on la trouva sans connaissance et ne donnant plus aucun signe de vie.

Un garçon épicier qui avait couché dans un cabinet où se trouvait entassé le contenu de trois caisses d'oranges, fut trouvé asphyxié le matin, et ne dut la vie qu'à un traitement énergique.

L'odeur pénétrante des coings peut produire des accidents du même genre.

Une femme ayant acheté un grand nombre de ces fruits, les avait déposés dans sa chambre.

Ses voisins ne la voyant point sortir, pénétrèrent dans son logement et la trouvèrent à demi asphyxiée.

*
* *

L'arôme de certaines fleurs a une action bien marquée sur le système nerveux, surtout chez les femmes impressionnables.

Samuel Ledel parle d'une dame qui ne pouvait supporter, sans tomber en syncope, l'odeur des roses rouges.

Paul Zacchias, médecin du pape Innocent X, ne pouvait au contraire souffrir l'odeur des roses blanches.

Un auteur parle d'une dame qui avait contracté de violents maux de tête pour avoir pris l'habitude d'éparpiller des pétales de roses dans son lit.

Un évêque de Pologne et une fille de Nicolas Ier, comte de Salins, moururent, dit Cramer, après avoir respiré des roses.

D'après Jacquin, les émanations de la lobélie à grandes fleurs causent des suffocations.

Les fleurs de la mauve musquée déterminent des accès d'hystérie chez les femmes qui respirent leur parfum et qui sont prédisposées à cette maladie.

La tubéreuse cause de violents maux de tête avec sensation de serrement aux tempes.

Le jacinthe rend la tête pesante et occasionne des tressaillements convulsifs dans les paupières et dans les yeux.

M. Francis Devay dit avoir souvent observé que quand les enfants sont élevés dans l'opulence et au milieu des parfums, ils deviennent plus tard épileptiques.

Un air pur est utile à tous les âges, mais surtout dans l'enfance et dans la vieillesse.

Chez l'enfant, une respiration plus accélérée, une circulation plus active, un besoin d'assimilation plus impérieux, nécessitent une abondante ration d'air atmosphérique.

On ne saurait blâmer trop énergiquement les mères ou les nourrices qui ont l'habitude de jeter une couverture sur le berceau dans lequel repose l'enfant, et de forcer ainsi le petit être à respirer le même air tout le temps qu'il reste couché.

L'enfant doit pouvoir respirer à pleins poumons pendant le sommeil.

Les promenades quotidiennes au grand air sont indispensables à la santé des enfants des villes. On doit les sortir tous les jours, par tous les temps, en ayant soin de les couvrir convenablement suivant la rigueur de la température.

Loin de les protéger contre les rayons du soleil, il faut, à moins que ceux-ci ne soient trop ardents, les exposer le plus possible à leur salutaire influence.

Quant aux vieillards, l'utilité du grand air ressort des modifications anatomiques qui se sont produites chez eux dans les organes de la respiration.

La cage thoracique ayant perdu de son élasticité, les mouvements d'expansion de la poitrine sont moins étendus.

D'un autre côté, les cellules pulmonaires, en diminuant de nombre et en augmentant de capacité, ont restreint l'étendue des surfaces aériennes.

Il en résulte que chez les personnes avancées en âge, un air plus vivifiant doit suppléer par sa qualité au défaut d'amplitude des mouvements et des surfaces respiratoires.

*
* *

Si un air pur et constamment renouvelé est nécessaire à ceux qui se portent bien, il l'est encore bien davantage aux malades.

Il y avait autrefois à Rome une secte de médecins, connus sous le nom de *méthodistes,* qui s'attachaient à guérir les maladies par les moyens les plus simples, en prenant principalement pour guides les lois de l'hygiène.

Ils avaient surtout grand soin de faire respirer aux malades l'air qu'ils supposaient le plus favorable à leur guérison.

Il faut, disaient-ils, faire plus d'attention à l'air qu'aux aliments, parce qu'on ne mange que par intervalles, tandis qu'on respire continuellement.

Ils plaçaient les malades dans de grands ou de petits appartements, dirigés vers le midi ou vers le nord, échauffés ou refroidis de différentes manières, suivant la nature de l'affection.

Voulaient-ils leur procurer un air chaud qui eût des propriétés relâchantes, ils les faisaient transporter dans des chambres exposées au midi et échauffées par des feux et des fumigations aromatiques.

Dans le cas contraire, ils leur faisaient habiter des appartements peu éclairés et très frais.

Ils choisissaient même quelquefois des grottes, des caves, des lieux souterrains (hypogées).

Ils couvraient le plancher de branches de vigne, de grenadier, de myrthe, de pin, de lentisque.

Ils l'arrosaient d'eau fraîche et donnaient du mouvement à l'air au moyen de soufflets ou d'éventails.

DE LA

LUMIÈRE ET DU CALORIQUE

comme excitants de la vie.

Vie et lumière sont deux idées corrélatives. Sans lumière, point de vie.

BUCHNER.

VI.

Nous venons de nous occuper de l'air qui est l'aliment de la vie. Parlons maintenant de la lumière qui en est l'excitant.

Sans lumière, tout ce qui vit s'étiole et se flétrit.

La plante qui végète dans un endroit obscur se dirige en s'effilant vers l'ouverture qui laisse pénétrer un rayon de lumière.

Si la chambre est percée de deux ouvertures, elle s'incline, par un admirable instinct, vers celle qui donne passage au plus grand faisceau lumineux.

La pauvre récluse aspire vers la lumière comme si

elle sentait que c'est de là que peuvent lui venir la force et la santé.

*
* *

« De toutes les fleurs, a dit ingénieusement un écrivain, la fleur humaine est celle qui a le plus besoin de soleil. »

Il semble qu'en modifiant les qualités de l'air, la lumière rende l'oxygène plus assimilable à notre organisme.

Toutes choses égales d'ailleurs, le milieu dans lequel nous vivons est d'autant plus salubre qu'il est plus éclairé.

On connaît ce proverbe espagnol : « Là où le soleil n'entre pas, la maladie et le médecin ne tardent pas à entrer. »

On peut dire que, de toutes les maisons, la plus saine serait la maison de verre qu'aurait voulu habiter le philosophe grec.

*
* *

Tout ce qui a reçu un principe de vie a besoin de la lumière pour exister à l'état de santé et remplir les fonctions que lui a dévolues la nature.

On sait que les plantes qui croissent dans l'obscurité sont blanches, molles, aqueuses, sans saveur, et impropres à la fructification.

La pénurie de l'excitant lumineux intervertit chez elles le mode de vitalité et empêche la déperdition d'oxygène qui est l'essence chimique de l'organisation végétale.

*
* *

Des effets analogues s'observent chez l'homme.

La privation d'une lumière suffisante, surtout lorsqu'à cette condition s'ajoutent l'humidité, le froid et le défaut d'air, le prédispose à contracter les maladies les plus graves.

L'individu qui passe une partie de sa vie dans un milieu obscur ou mal éclairé respire moins que celui qui habite un logement où la lumière abonde.

Molesschott a constaté que le dégagement de l'acide carbonique par les voies respiratoires est proportionnel aux intensités de la lumière évaluées à l'aide de papiers photographiques.

Le défaut de lumière a aussi pour effet de diminuer la transpiration.

L'organisme humain n'étant plus soumis à l'influence excitante et vivifiante de la lumière qui accélère la transmutation de la substance animale, il en résulte un véritable étiolement.

Le sang s'appauvrit, les chairs deviennent molles, pâles, bouffies, infiltrées.

Les enfants perdent leur vigueur, croissent lentement, se développent avec irrégularité et présentent bientôt tous les symptômes propres aux dégénérescences du tempérament lymphatique.

Une expérience très curieuse de M. Edwards démontre que la lumière est indispensable au développement régulier de la vie.

Ce physiologiste plaça dans la Seine des têtards enfermés dans deux boîtes percées de trous pour le renouvellement de l'eau.

L'une de ces boîtes avait les parois transparentes; l'autre était en ferblanc.

La métamorphose des têtards en grenouilles s'accomplit dans la première, tandis que dans la seconde deux seulement sur douze opérèrent leur transformation.

Un autre physiologiste, M. Morren, expérimenta sur deux vases contenant de l'eau pure.

L'un était éclairé et des infusoires s'y développèrent ; l'autre était obscur, et aucun signe de vie ne s'y manifesta.

Dans des conditions semblables, deux autres vases contenant une infusion végétale, donnèrent des infusoires animaux pour le vase éclairé, et des infusoires végétaux pour le vase obscur.

Enfin, dans une série de vases de moins en moins éclairés, on constata que les formes animales de nouvelle formation étaient d'autant plus élevées dans la série zoologique que l'action de la lumière avait été plus vive.

*
* *

La présence de la lumière solaire est également indispensable au développement de la forme.

Aussi M. Edwards pense-t-il qu'en restant dans l'obscurité, des espèces peuvent subsister sous un type différent de celui que la nature leur avait destiné, et vivre toujours avec le caractère propre au jeune âge.

Il en conclut que dans les climats où la nudité n'est

pas incompatible avec la santé, l'exposition de toute la surface du corps à la lumière serait très favorable à la conformation.

Humboldt, qui regarde la lumière comme la condition essentielle de toute vitalité organique, raconte n'avoir jamais rencontré aucune difformité naturelle chez les milliers de Caribes, de Chaymas, de Muyscas, d'Indiens, de Mexicains et de Péruviens qu'il a observés pendant cinq ans.

« Les difformités du corps, les déviations, ajoute-t-il, sont infiniment rares dans certaines races d'hommes, surtout chez les peuples qui ont la peau fortement colorée. »

Il est certain que dans nos contrées l'insuffisance de la lumière est une des causes de ces déviations de forme dans les parties molles et dures, si communes chez les enfants lymphatiques qui habitent des rues étroites et mal éclairées.

Ainsi la lumière n'est pas simplement « l'aliment des yeux. » Elle étend plus loin son action bienfaisante.

Indépendamment des phénomènes chimiques qui s'accomplissent sous son influence dans le corps vivant, la stimulation qu'elle imprime à la peau réagit par voie de sympathie sur la vitalié des autres organes et sur l'ensemble de la constitution.

Le temps n'est peut-être pas éloigné où l'impulsion donnée à l'étude de la lumière par la découverte de Niepce, conduira à quelque découverte imprévue et utile à l'art médical.

Il serait notamment curieux de rechercher « quels sont dans les rayons du spectre ceux qui combattent ou préviennent le mieux l'étiolement chez l'homme. »

Nous savons déjà que la partie du spectre comprise depuis le rouge jusqu'au bleu est inhabile à opérer l'inclinaison des tiges chez les végétaux, tandis que l'autre les produit.

On sait également que quand on décompose par le prisme la lumière du soleil, on observe que le maximum de la chaleur est à l'extrémité rouge, et que son minimum est à l'extrémité violette.

Il y a peut-être des résultats pratiques au bout de cette voie encore inexplorée.

*
* *

La nature a trop intimement uni la lumière et le calorique pour que dans beaucoup de cas il ne soit pas impossible de déterminer l'action propre à chacun de ces modificateurs.

Quoi qu'il en soit, il existe un moyen diététique que nous négligeons et qui cependant réunit la triple influence de l'air, de la lumière et de la chaleur.

Ce moyen dont les anciens faisaient grand cas, c'est l'insolation.

En Grèce, suivant Platon, les vieillards avaient coutume de se promener nus au soleil, comme pour tirer des émanations de cet astre une nourriture toute spirituelle.

On donnait à ce genre d'exercice le nom d'*héliôse*.

A Rome, il y avait sur le faîte d'un grand nombre de maisons une espèce de plate-forme, nommée *solarium,* spécialement consacrée aux bains de soleil.

Pline le Jeune, parlant du genre de vie de Spurina, dit qu'à neuf heures du matin en hiver et à huit heures en été, ce vieillard se promenait nu, quand le temps était convenable.

Cœlius Aurelianus, médecin méthodiste contemporain de Galien, vantait les bains solaires contre l'épilepsie, les maladies de l'abdomen, l'atrophie et l'obésité.

Il recommandait de les prendre de telle sorte que toute la surface du corps (excepté la tête qui devait être couverte) fût également exposée aux rayons lumineux.

Avicenne, célèbre philosophe et médecin arabe, qui vivait il y a neuf cents ans, attribue aussi de grandes vertus thérapeutiques à l'insolation.

« S'exposer à un soleil chaud en s'exerçant beau-
« coup par la marche, la course ou le saut, dissipe
« facilement les choses superflues, fait disparaître les
« abcès, l'enflure, l'hydropisie, l'asthme, la scia-
« tique, etc. »

Une précaution sur laquelle tous les auteurs ont insisté, c'est d'éviter l'immobilité au soleil, et de s'habituer graduellement à l'action de cet excitant.

* * *

Les habitudes sociales et l'inconstance de la température ne permettent guère, dans les climats septentrionaux, l'emploi méthodique et prolongé de l'héliôse, telle que la pratiquaient les Grecs et les Romains.

Un médecin distingué, M. L. Turck, a proposé de la remplacer par des bains d'air chaud et de lumière diffuse.

« Ces bains, pris dans un local disposé à cet effet, par exemple dans une espèce de serre, nous rendraient, dit-il, plus robustes, et nous aideraient beaucoup à prolonger notre existence, surtout à la prolonger exempte d'infirmités. »

Ce procédé, qui n'est qu'un pâle succédané du bain de soleil des anciens, pourrait peut-être rendre quelques services aux vieillards cacochymes, aux femmes chlorotiques, aux individus épuisés par les excès, aux enfants lymphatiques et étiolés.

DE LA SOBRIÉTÉ.

HYGIÈNE DE LA DIGESTION.

Qui abstinens est, adjiciet vitam.

ECCLÉSIASTE.

VII.

Perse nommait la sobriété une inclination divine amie de la nature; il l'appelait fille de la raison mère de toutes les vertus et compagne de la chasteté.

« O sainte et pure sobriété, s'écriait Cornaro, combien les hommes devraient te remercier ! Grâce à toi, ils conservent ce bien si apprécié, la vie, et la santé, la plus grande des faveurs qu'il ait plu à Dieu d'accorder à l'homme dans ce bas monde. »

Rien en effet n'est plus propre que la sobriété à entretenir chez l'homme cette heureuse harmonie du physique et du moral qui est un gage de longévité.

Là ne se bornent pas ses bienfaits. Non seulement elle prolonge l'existence, mais elle conduit sans secousses à une mort naturelle.

L'homme sobre cesse presque toujours d'exister avant d'être malade.

Sa vie est comme une lampe qui s'éteint par épuisement et non par l'effet d'une commotion ou d'un souffle violent.

Quand on veut rester sain et mourir vieux, il faut avant tout se mettre en garde contre les séductions de la sensualité gastronomique.

On raconte que le médecin Héquet, en visitant ses malades opulents, allait souvent à la cuisine embrasser les chefs d'office.

« Mes amis, leur disait-il, je vous dois de la reconnaissance pour tous les bons services que vous nous rendez, à nous autres médecins.

« Sans votre art empoisonneur, la Faculté irait bientôt à l'hôpital. »

Il y a dix-huit cents ans Sénèque disait déjà aux Romains voluptueux :

« Vous vous plaignez de la multitude de vos maux ! chassez vos cuisiniers. »

Perse leur tenait à peu près le même langage dans sa deuxième satire :

« Vous demandez des forces à vos nerfs ; vous voudriez ne pas sentir les incommodités de la vieillesse.

« Songez que ce sont les ragoûts et les viandes succulentes qui empêchent les dieux de vous accorder cette faveur.

« Ces sortes de mets s'opposent à ce que Jupiter voudrait faire pour vous. »

Diogène disait qu'il en est d'un corps que l'on gorge d'une quantité surabondante d'aliments comme d'un grenier dans lequel on accumule des victuailles. Les maladies pullulent dans l'un et les rats dans l'autre.

*
* *

L'usage des assaisonnements n'a rien par lui-même qui puisse porter atteinte à la santé quand il est modéré.

La nature nous l'a indiqué en associant, dans beaucoup de cas, à la matière nutritive des saveurs qui la rendent tantôt plus agréable, tantôt plus facile à digérer.

Malheureusement les raffinements de l'art culinaire servent plus souvent à élever nos désirs au-delà de nos besoins qu'à nous en faire remplir utilement la mesure.

« Les artifices des cuysiniers et des pastissiers, dit Plutarque, avec leurs saulces et saupiquets, mettent toujours plus avant les limites de la volupté et oultrepassent l'utilité. »

Il compare celui qui doit à des condiments un appétit factice au mari qui néglige sa femme pour courir après une courtisane moins belle, moins bonne, mais plus piquante.

Quand l'appétit est surexcité par des moyens artificiels, l'estomac recevant un excès d'aliments se révolte et n'exécute que d'une manière incomplète un travail qui est au-dessus de ses forces.

On comprend dès lors comment une succession de digestions mal élaborées peut ruiner la santé et abréger la vie.

*
* *

Un fait incontestable, c'est que l'homme civilisé mange trop, et consomme presque toujours, surtout en matières animales, beaucoup plus que n'exige l'entretien de la vie.

La nature se contente de peu ; dans nos habitudes sociales, l'appétit est souvent factice.

Plures occidit gula quam gladius, disait Salomon.

Les Hébreux ne mangeaient qu'après avoir travaillé, et assez tard. C'est pourquoi manger et boire dès le matin sont notés dans les livres saints comme un signe de désordre et de débauche.

D'après une loi de Lycurgue, les enfants comparaissaient tous les mois devant les éphores, qui jugeaient de leur embonpoint ; s'ils étaient trop gros, on les condamnait au jeûne et à l'abstinence.

Chez les Gaulois, les enfants portaient, suivant leur âge, une ceinture au-delà de laquelle il ne leur était pas permis de grossir.

Le plus savant des médecins modernes, Frédéric Hoffmann, était frappé de la haute valeur des principes hygiéniques de nos livres sacrés.

« C'est, disait-il, une fontaine de miséricorde divine

d'où s'écoulent par deux points opposés des eaux salutaires, les unes pour notre âme, les autres pour notre corps. »

Il regardait le carême comme la première des institutions religieuses conservatrices de la santé physique et morale.

Le carême s'adapte en effet merveilleusement aux lois de la vie et aux mutations qui s'opèrent à l'approche du printemps dans l'organisme humain.

Pendant l'hiver, un exercice plus actif et plus régulier des fonctions nutritives a donné au sang une riche complexion, et accumulé une grande énergie dans nos organes.

Cette vigueur qui sommeillait, pour ainsi dire, est mise en mouvement par l'influence vivifiante du printemps.

La surabondance de forces qu'éprouvent les êtres à cette époque où la vie prend plus d'essor, fait un devoir à l'homme de s'abstenir de tout ce qui pourrait encore augmenter la masse des humeurs, l'activité de la circulation et la véhémence des passions.

*
* *

La loi du jeûne se retrouve, du reste, dans toutes les religions.

Les Phéniciens et les Assyriens avaient leurs jeûnes sacrés.

Chez les Perses, les mages de la classe savante ne vivaient que de légumes et de céréales.

Chez les Indiens, les brahmanes ne se nourrissaient qu'avec les fruits des arbres qui croissaient sur les bords du Gange.

Il y avait à Rome des jeûnes institués en l'honneur de Jupiter.

Certains jeûnes, chez les Lacédémoniens, s'étendaient jusqu'aux bestiaux.

Les mahométans ont le jeûne du Ramazan, qui dure un mois, et pendant lequel ils ne mangent rien depuis le lever jusqu'au coucher du soleil.

*
* *

De saints personnages ont vécu fort longtemps malgré les austérités les plus rigoureuses d'un régime purement végétal.

Les moines et les anachorètes de la Thébaïde faisaient des prodiges en ce genre, ce qui ne les empêchait pas d'arriver quelquefois à un âge très avancé.

Un religieux du monastère de Mochans, nommé Jonas, vécut 85 ans sans manger autre chose que de l'herbe accommodée avec du vinaigre.

Saint Paul l'anachorète, regardé comme le fondateur de la vie monastique en Orient, se retira à 22 ans dans un désert où il vécut jusqu'à l'âge de 113 ans, ne mangeant que des dattes et ne buvant que de l'eau.

Saint Antoine, qui mourut à l'âge de 105 ans, avait passé les quatre-vingt-dix dernières années de sa vie au désert, se contentant de pain et d'eau, si ce n'est, dit saint Athanase, que dans sa vieillesse il avait usé de quelques herbages.

Saint Jérôme raconte que saint Hilarion, bien que de faible complexion, vécut environ 84 ans, dont 70 au désert, « avec grandissime abstinence et austérité de vivres et de vêtements. »

Saint Julien Sabas, retiré dans une caverne près d'Edèse, ne faisait qu'un repas par semaine et se bornait à manger un pain de millet.

On assure que saint Macaire s'astreignait à rester debout pendant tout le carême, et se bornait, pour toute nourriture, à manger, le dimanche, quelques feuilles de choux.

Saint Romuald vécut 112 ans ; saint Epiphane, 115; saint Denis l'Aréopagite, 100; saint Jacques l'Ermite, 104; saint Jacques le Mineur, 96.

Un médecin distingué qui a eu dans ces derniers temps l'occasion d'étudier la longévité chez les trappistes, a constaté ce résultat que cette vie si exceptionnelle, ce régime si dur, si en dehors des données fondamentales de l'hygiène, non seulement n'abrége pas l'existence, mais recule même ses limites moyennes au-delà de toute vraisemblance.

Baglivi rapporte avoir vu beaucoup de personnes tourmentées par des maladies chroniques, se trouver soulagées ou guéries après le carême.

On connaît l'histoire de Pomponius Atticus qui, désespérant de sa santé et voulant se laisser mourir de faim, se trouva guéri après quelques jours d'entière abstinence.

Dulaurens cite, d'après Porphyre et saint Jérôme, le fait suivant qui montre quel parti les goutteux peuvent tirer d'une abstinence pythagoricienne :

« Rogatien, sénateur romain, estoit si griefvement tourmenté de douleurs de goutte, qu'il se résolut de ne plus faire aucun compte de sa vie.

« Là dessus il se rendit en la maison de Plotus, philosophe platonicien, afin de mitiguer et addoucir les tourments de son corps par l'instruction de son esprit, comme avec une pasture très savoureuse.

« Il ne mangeoit qu'une fois le jour, et encore fort sobrement, et ne buvoit point de vin.

« Et ayant convenablement gardé cette façon de vivre quelque espace de temps, il se vid, à la parfin, parfaitement guaranti de la goutte, et, de plus, excellent philosophe. »

Un célèbre écrivain anglais, incommodé des grands repas auxquels il était obligé d'assister, se fit une règle de jeûner tous les dimanches, ce qui lui réussit parfaitement.

Le célèbre théologien John Hales observait toutes les semaines un jeûne régulier depuis le jeudi soir jusqu'au samedi matin.

*
* *

Il est d'ailleurs avantageux d'interrompre et de changer quelquefois ses habitudes alimentaires.

Un régime insolite modifie souvent d'une manière heureuse le rhythme des fonctions.

Les anciens en étaient tellement convaincus, que les athlètes, pour se rendre plus sains et plus vigoureux, se soumettaient de temps en temps à des jeûnes méthodiques dans lesquels ils remplaçaient l'usage de la viande par celui des fruits secs et notamment des figues.

C'est probablement d'après le même principe que l'école de Salerne conseillait de transgresser une fois par mois les lois de la tempérance.

*
* *

Non seulement la tempérance est, comme le dit Charron, « la médecine la plus seure et qui faict vivre le plus longuement; » mais elle a pour effet d'aviver la finesse des sens et l'énergie des impressions.

L'exemple même des animaux le prouve.

Un auteur fait remarquer qu'à jeun le chien a l'odorat plus subtil et le faucon la vue plus perçante.

La sobriété dispose au recueillement et à la méditation. Les grands mangeurs sont généralement peu aptes aux exercices de l'intelligence.

« Jamais homme aymant sa gorge et son ventre ne fit belle œuvre, » dit le moraliste que nous avons cité plus haut.

Les Lacédémoniens, qui punissaient l'embonpoint quand il était excessif, disaient qu'un homme occupé à se faire beaucoup de chair ne pouvait faire amas de beaucoup d'esprit.

« Comment croire, en effet, disait Vaughan, que les vapeurs qui s'élèvent d'une grosse et vaste panse ne forment point un brouillard de stupidité entre le corps et l'esprit? »

On ne peut rien écrire sur la sobriété sans parler de Cornaro.

Ce célèbre Vénitien, épuisé à quarante ans par une vie de désordre et abandonné des médecins, s'astreignit à un régime à l'aide duquel il parvint à l'âge de cent ans.

Deux points avaient surtout frappé son attention : la quantité et la qualité des aliments solides et liquides qu'il devait se permettre.

Après une longue suite d'épreuves il borna sa nourriture de chaque jour à douze onces d'aliments, pain, potage, œufs, viande, et à quatorze onces de vin.

Il avait fini par devenir l'esclave de son estomac; une légère infraction le mit un jour à deux doigts du tombeau.

*
* *

On a reproché à ce type de la sobriété, si souvent invoqué par les moralistes et les médecins, d'avoir conseillé comme régime universel, applicable à toutes les individualités, un genre de vie qui ne s'adaptait qu'à sa propre constitution.

On l'a mis au nombre de ces hommes systématiques qui prennent mesure sur eux-mêmes pour habiller tout le genre humain.

Mais, si on parcourt le traité que nous a laissé Cornaro, et qui a immortalisé son nom, on voit qu'il était beaucoup moins rigoureux dans ses préceptes qu'on ne se l'imagine généralement.

« Personne ne s'oblige, dit-il, en adoptant une vie réglée, à manger aussi peu que moi, à se priver des fruits, du poisson et des autres mets dont je ne fais pas usage.

« Si je mange peu, c'est que cela suffit à mon petit estomac; si je m'abstiens de certaines choses, c'est qu'elles me sont nuisibles.

« Ce qui est interdit à tous, c'est de manger de tous aliments qui leur conviennent, en telle quantité que leur estomac ne puisse facilement les digérer.

« Même règle pour la boisson. Si rien n'incommode, évidemment on n'est sujet qu'à la règle de la quantité. »

Y a-t-il rien de plus sage que ces paroles?

Ne doivent-elles pas réhabiliter Cornaro dans l'esprit des personnes qui se le représentent comme un maniaque, avec l'accessoire obligé de la balance, image peu faite pour concilier beaucoup d'amis à la sobriété?

*
* *

Cornaro avait compris que le précepte hippocratique : « Evitez les excès en toute chose, » s'applique aussi à la sobriété.

Il ne faut pas croire, en effet, qu'elle condamne l'homme à réduire la mesure de ses aliments au strict besoin, et qu'on ne doive manger que pour apaiser les souffrances de la faim.

Tout individu qui jouit d'une bonne santé ne doit s'assujétir strictement à aucun régime.

Il doit varier sa manière de vivre selon les conseils de Celse : « Ne s'abstenir d'aucun des aliments qu'on sert sur nos tables ; manger quelquefois beaucoup, et d'autres fois moins ; tantôt assister aux festins auxquels on est convié, tantôt les éviter. User de tout avec confiance, pourvu qu'on puisse digérer. »

Ainsi on peut céder dans l'occasion à l'attrait du plaisir et se permettre de temps en temps la plénitude des jouissances gastronomiques, sans cesser d'être un homme sobre, pourvu qu'on sache se contenter habituellement de peu.

C'est probablement à la suite d'une mauvaise digestion qu'un moraliste a pu dire : « Ce qu'on laisse d'un dîner profite plus que ce qu'on en a pris. »

On n'a à se reprocher aucune infraction aux lois de l'hygiène si après un repas copieux on ne sent ni faiblesse ni embarras d'estomac, si on se trouve dispos, si le sommeil est calme et réparateur.

Même au point de vue religieux, il ne faut pas pousser trop loin les rigidités de l'abstinence,

Saint Ambroise ne craignait pas de taxer de superstition les austérités exagérées.

D'autres Pères de l'Eglise gourmandaient les fidèles qui s'imaginaient qu'un jeûne rigoureux était le seul devoir qu'ils eussent à remplir pendant le carême.

« Le vrai jeûne, disait saint Basile, consiste dans l'abstinence des vices ; jeûnez sur vos procès et vos disputes, sur la médisance et l'injustice.

« Que sert de vous abstenir de la viande des animaux, si vous dévorez votre prochain ? »

*
* *

Voyons maintenant quelles sont, dans les conditions ordinaires, les particularités qui peuvent assurer une digestion facile et une bonne assimilation.

Une des plus mauvaises habitudes contre lesquelles l'hygiéniste puisse s'élever, c'est celle de manger trop vite.

« *Bien mâcher et bien marcher*, tels sont, disait Bosquillon, ancien médecin de l'Hôtel-Dieu de Paris, les deux plus grands secrets que je connaisse pour vivre longtemps. »

Hufeland dit avoir remarqué que tous les individus

qu'il a vus arriver à une extrême vieillesse mangeaient lentement.

D'une part, les aliments bien divisés sont plus facilement attaquables par les sucs de l'estomac.

De l'autre, les substances nutritives qui séjournent longtemps dans la cavité buccale s'imprègnent plus abondamment de salive.

Cette dernière condition est d'une importance extrême.

La salive, en effet, n'est pas simplement destinée à délayer les aliments et à faciliter la déglutition.

Par une aptitude spéciale dont elle est douée, et qui a été découverte par M. Leuchs et vulgarisée par M. Miahle, elle concourt activement à la digestion des matières féculentes qu'elle transforme d'abord en dextrine, ensuite en glycose.

D'insolubles qu'elles étaient, elle les rend solubles.

On peut donc dire que sous l'influence de la salive les aliments subissent dans la bouche un premier degré de digestion.

Hippocrate disait qu'on ne vivait jamais vieux avec de mauvaises dents.

C'est une erreur. On peut arriver à un âge très avancé, avec une mâchoire dégarnie d'une grande partie de ses osselets.

Seulement il faut suppléer à l'imperfection du travail par la lenteur de l'opération.

Un homme qui, ayant de mauvaises dents, mange lentement, a autant de chances de vivre que celui qui, mieux doté sous ce rapport, mange précipitamment.

Il a même en sa faveur l'avantage d'une insalivation plus complète.

Notons, en passant, ce fait curieux que les générations qui nous ont précédés paraissent avoir eu sur nous une supériorité bien marquée, relativement à la durée des dents.

Soit que leur régime fût plus frugal et moins chargé de matières animales, soit qu'ils abusassent moins des boissons chaudes, nos ancêtres. si l'on en juge par ce qu'on observe dans les anciens cimetières, étaient mieux partagés que nous à cet égard.

Ainsi, par exemple, lorsqu'au commencement de ce siècle on eut ouvert dans les environs de Perth, en Ecosse, un cimetière qui était fermé depuis deux cents ans, à peine y trouva-t-on un squelette dont les dents ne fussent pas saines et bien conservées.

*
* *

Les hygiénistes sont d'accord avec les philosophes pour recommander la simplicité des mets.

« Lorsque je vois, disait Adisson, ces tables modernes couvertes de toutes les richesses des quatre parties du monde, je m'imagine voir la goutte, l'hydropisie, la fièvre, la léthargie et la plupart des autres maladies, cachées en embuscade sous chaque plat. »

Une des règles diététiques les plus importantes, c'est, suivant Tissot, d'éviter le mélange d'un trop grand nombre d'aliments et de ne jamais se permettre plus de deux ou tout au plus trois plats à chaque repas.

« Je connais, ajoute cet auteur, un vieillard respectable qui, étant valétudinaire à quarante ans, s'imposa la loi de ne jamais manger que d'un seul plat.

« Il a tenu parole, et il est parvenu à l'âge de 90 ans, jouissant d'une excellente santé, de toute la force de son esprit et de toute la vivacité de ses sens. »

Si rien n'est plus contraire à la santé qu'une nourriture trop diversifiée dans le même repas, il faut d'un autre côté reconnaître qu'un régime alimentaire trop monotone amène promptement le dégoût et ne répare pas suffisamment les forces.

La variété dans les choses simples, telle est la règle d'une bonne alimentation.

*
* *

Il est d'une grande importance de manger à des heures fixes.

La digestion, facilitée tout à la fois par le stimulus des aliments et par celui de l'habitude, se fait mieux que lorsqu'elle n'a pas été préparée par ce dernier auxiliaire.

Si les jeunes gens bien portants et robustes peuvent quelquefois enfreindre impunément ce précepte, il n'en est pas de même des enfants, des vieillards et des personnes d'une constitution délicate.

La distribution des repas varie suivant les habitudes personnelles et les usages locaux.

Les Romains, à l'époque de leur plus grand luxe, faisaient ordinairement cinq repas :

Le déjeuner (*jentaculum*), le dîner (*prandium*), le goûter (*merenda*), le souper (*cœna*), et la collation (*comissatio*) qu'ils prenaient avant de se coucher

Ils faisaient, en outre, quelquefois un second déjeuner (*gustatio*).

La pratique du syrmaïsme leur permettait d'ingérer presque sans interruption des aliments.

Suétone nous apprend que si Vitellius prenait part à tous les festins auxquels on l'invitait et n'en faisait pas moins trois ou quatre repas chez lui, c'est qu'il suffisait à tout « par l'habitude et la facilité qu'il avait de vomir. »

*
* *

Par opposition à ces gloutons, citons la secte des *monophagiens* qui ne faisaient qu'un seul repas au milieu du jour, régime qui réussit à Cyrus, mais qui, en surchargeant tout à coup d'un excès d'aliments un estomac affamé, offre les inconvénients de la faim et les dangers de l'indigestion.

Dans les habitudes anciennes de notre pays, l'alimentation se composait de trois repas, celui du matin et celui du soir assez légers, et celui du jour très substantiel.

Cette coutume, plaçant le repas le plus copieux « entre les deux périodes d'activité physique de la journée, » avait certainement de grands avantages hygiéniques.

De nos jours on se contente communément de deux repas presque également substantiels, celui du matin entre 9 et 10 heures, et celui du soir entre 5 et 6.

Cette distribution est éminemment vicieuse en ce

qu'elle envoie des aliments à l'estomac et aux intestins avant qu'ils aient eu le temps d'élaborer complétement ceux du repas précédent, et qu'elle laisse ensuite ces organes dans une inactivité fonctionnelle de quinze à seize heures.

Le nombre de repas doit du reste varier suivant le genre de vie, l'âge, etc.

Un travail manuel, pénible, qui occasionne de grandes déperditions, exige des repas plus nombreux et plus rapprochés.

Chez les enfants, dont l'activité organique est extrême, et qui ont un besoin urgent de matériaux pour construire leur édifice organique, le nombre des repas doit être d'autant plus grand que les sujets se rapprochent davantage des premiers temps de la vie.

Le vieillard, d'un autre côté, supporte plus facilement que les enfants et l'adulte la privation ou l'insuffisance des aliments.

Le comte Ugolin, condamné à mourir de faim avec ses quatre enfants, vit succomber le plus jeune le quatrième jour, et les autres successivement par rang d'âge, avant de mourir lui-même le huitième.

Paracelse compare le vieillard à l'arbre qui perd sa parure en automne, et a d'autant moins besoin d'aliments que l'hiver est plus proche.

*
* *

L'estomac peut être regardé comme le chef de famille des organes, puisque c'est lui qui prépare et distribue la nourriture dont ils ont besoin ; mais il est lui-même sous la dépendance du cerveau.

La digestion est à la merci de toutes les vicissitudes de l'état moral. Les passions oppressives la rendent lente et pesante. La gaîté, au contraire, l'aiguillonne.

Un vieil auteur disait qu'une querelle en mangeant était aussi bonne pour la digestion que si on eût avalé une pelote garnie d'épingles.

Quand on est agité d'une passion violente, il faut laisser au corps le temps de se remettre et à l'âme celui de reprendre sa tranquillité.

Le trouble des fonctions cérébrales a pour effet d'arrêter ou de diminuer la secrétion du suc gastrique nécessaire à l'élaboration des aliments.

La tristesse peut aussi à la longue troubler d'une manière grave les fonctions digestives.

Francis Devay raconte qu'il lui est souvent arrivé, dans le cours de sa pratique médicale, d'attribuer l'origine de certaines dyspepsies hypochondriaques à l'habitude qu'avaient les patients de prendre leur nourriture seuls et silencieux.

Ils revenaient à la vie lorsqu'ils trouvaient à table une joyeuse compagnie et les éléments d'une conversation agréable.

*
* *

Qui n'a remarqué l'excellent appétit et la digestion facile des hommes robustes qui sentent peu et pensent encore moins?

« Le moment du repas doit être scrupuleusement consacré à l'estomac : c'est celui de son règne. »

L'âme ne doit intervenir qu'autant que cela est nécessaire pour seconder les opérations de cet organe.

Sans être gastronome, il est bon de penser un peu à ce qu'on mange.

La réflexion et la sensualité font alors affluer à la bouche une plus grande quantité de salive, condition importante d'une bonne digestion, et qui manque chez celui qui, en se mettant à table, a plutôt pour but, comme disait Montaigne, « l'avaller que le gouster. »

*
* *

Les passions expansives, pourvu qu'elles soient modérées et qu'elles ne déterminent qu'une légère excitation, ne peuvent, du reste, que favoriser l'élaboration alimentaire.

Rien, par exemple, ne facilite autant la digestion que la gaîté.

A Lacédémone, il y avait toujours une statue du rire dans la salle des festins.

Le rire secoue doucement l'estomac et accélère ses opérations. C'est, dit Plutarque, la meilleure sauce dont on puisse assaisonner les aliments.

Les princes du moyen âge, fidèles en cela aux bons préceptes de l'hygiène, avaient autour de leur table des fous ou des bouffons, qui les réjouissaient par leurs réparties ou leurs bons mots.

Les rieurs ont généralement de l'embonpoint et la face rubiconde.

Si vous voulez bien digérer un bon repas, riez, chantez à table, comme faisaient nos pères...

Surtout laissez voguer en paix le vaisseau de l'Etat.

*
* *

L'exercice après le repas est-il favorable à la digestion ?

Hippocrate disait : « Il faut que l'exercice précède les aliments ; » mais il voulait probablement parler de l'exercice rhythmique et violent des gymnasiarques.

Plutarque pensait que pour exciter l'action de l'estomac sans outrepasser la mesure, « il fallait simplement se tenir coi après souper pour échauffer le corps et éveiller l'âme en devisant ou escoutant deviser de propos gracieux et plaisants, non pas fâcheux et poignants. »

Il est certain qu'un exercice immodéré détermine dans les membres un influx sanguin et nerveux qui ne peut se faire qu'aux dépens des autres organes, et que ce conflit doit enlever à l'estomac une partie des forces dont il a besoin pour attaquer et transformer les substances alimentaires.

On trouve dans un ouvrage de physiologie l'expérience suivante :

Deux chiens firent un même repas ; l'un fut enfermé, l'autre conduit à la chasse.

On les tua à la même heure. La digestion était complète chez le premier, et très peu avancée chez le second.

*
* *

Une promenade à pas lents, en n'imprimant au corps qu'une légère secousse, vient au contraire en aide aux mouvements réguliers par lesquels l'estomac mêle et réduit en une pulpe homogène les aliments qui le distendent.

C'est en ce sens qu'il faut interpréter ces paroles de Chomel, « qu'on digère autant avec ses jambes qu'avec son estomac. »

On peut dire, en résumé, que l'exercice après le repas est un excellent digestif, pourvu qu'il soit modéré.

Il met, sans l'intervention d'aucun excitant artificiel, les fonctions de l'estomac dans les conditions les plus favorables à leur accomplissement régulier.

Le repos est cependant préférable à l'exercice chez les personnes très faibles.

*
* *

Après avoir parlé de l'alimentation, disons quelques mots de l'acte par lequel se termine la série des procédés digestifs, c'est-à-dire de la défécation.

Les médecins ont toujours beaucoup insisté sur l'importance de cette excrétion.

« L'homme, disait Bordeu, n'existe presque que pour cette fonction, et n'existe presque que par elle. »

Sénèque considérait *bene moratum ventrem* comme un des principes de la liberté humaine et en même temps de la santé, « de telle sorte que les deux plus grands biens de cette vie seraient liés à la régularité des évacuations alvines. »

Napoléon Ier disait que sa constipation habituelle avait été un des plus grands déplaisirs de sa vie.

*
* *

Une constipation modérée peut s'accorder avec une santé parfaite, surtout lorsque cet état provient d'exercices corporels violents, ceux-ci ayant la propriété de dissiper beaucoup de particules fluides et de les diriger spécialement vers la peau.

Il en est de même d'une constipation rebelle et opiniâtre, lorsqu'elle dépend d'une idiosyncrasie ou de la constitution.

On a vu des individus parfaitement portants n'aller

à la selle que tous les huit, dix, quinze jours, et même plus rarement.

Heer a connu un prêtre qui, depuis son enfance, n'allait jamais à la garde-robe qu'une fois en vingt-quatre jours, sans que les autres fonctions de l'économie en fussent le moindrement troublées.

Un individu que j'ai vu citer, mais dont j'ai oublié le nom, est parvenu à l'âge de 116 ans, bien que depuis longtemps il n'allât à la selle qu'une fois par mois.

Voltaire écrivait à sa nièce, Mme de Fontaine :

« Mlle Bessières avait une vieille tante qui faisait seulement tous les quinze jours une crotte que sa femme de chambre recevait dans sa main, et qu'elle portait dans la cheminée. Elle était sèche comme le bois d'un vieux violon, et vécut dans cet état près de 80 ans, sans presque souffrir. »

Le docteur Heberden cite deux faits qui prouvent que dans certains cas particuliers la rareté des selles n'entraîne aucun inconvénient, et qu'il peut en être de même de leur excessive fréquence.

Il s'agit de deux personnes, dont l'une n'allait qu'une fois par mois à la garde-robe, tandis que l'autre y était allée douze fois par jour pendant trente ans.

Ni l'une ni l'autre n'en étaient incommodées. La

dernière, loin de maigrir, semblait au contraire devenir de plus en plus grasse.

*
* *

Une constipation habituelle et modérée est plutôt utile que nuisible, surtout chez les individus d'un tempérament sec et nerveux.

On peut poser en principe que la rétention des matières fécales, durât-elle plusieurs jours, doit être supportée comme une disposition naturelle, si elle ne dérange en rien la santé.

La limite de l'expectation hygiénique est alors marquée par l'apparition d'un trouble fonctionnel.

Cependant quand la constipation est excessive, il est toujours prudent de chercher à la combattre.

Nous n'indiquerons pas la conduite à tenir en pareil cas; car le traitement doit varier suivant une foule de particularités individuelles qu'il nous est impossible d'énumérer.

Nous dirons seulement qu'en général on ne saurait trop se mettre en garde contre l'abus des purgatifs qui, après avoir débarrassé violemment l'intestin, ne font qu'augmenter la constipation à laquelle on voulait remédier.

Le procédé le plus simple, le plus hygiénique est celui qui a été recommandé par Locke.

Ce grand philosophe, qui était aussi un habile médecin, conseille de se présenter à la garde-robe tous les matins, à une heure fixe, lors même qu'on n'en éprouverait pas le besoin.

L'habitude finit par entraîner la nature et par régulariser la fonction.

Quelques auteurs ont sérieusement conseillé aux personnes constipées de marcher pieds-nus sur un pavé arrosé d'eau fraîche ; mais ce procédé peut avoir de grands inconvénients.

La flagellation en aurait moins. Un prince de Venouse, cité par Thomas Campanella, employait ce moyen pour réveiller son intestin paresseux. Quand sa constipation était rebelle, il réussissait à la vaincre en se faisant fouetter vigoureusement par son valet de chambre.

Serait-ce à cause de la vertu qu'il possède d'entretenir la liberté du ventre, que le miel était regardé chez les anciens comme un des aliments les plus propres à prolonger la vie ?

Comme on demandait un jour à Démocrite, âgé de près de 100 ans, par quel moyen il avait pu arriver à un âge aussi avancé, il répondit : « Par l'huile à l'extérieur et le miel à l'intérieur. »

Pythagore qui, comme on sait, parvint à une grande vieillesse sans cesser de jouir d'une excellente santé, faisait aussi grand usage du miel.

Pline et Dioscoride ont vanté cette substance comme particulièrement utile aux vieillards.

Sir John Pringle en faisait un si grand cas, qu'il lui attribuait la propriété de concourir à assurer une longue vie.

DES BOISSONS.

Dans les vastes pays où règnent l'islamisme ou les religions de Brahma et de Boudda, on ne boit pas de vin et l'on y trouve des hommes d'une longévité remarquable.

RÉVEILLÉ-PARISE.

On s'est effrayé du choléra. L'eau-de-vie est un bien autre fléau.

BALZAC.

VIII.

Une question qui a beaucoup occupé autrefois les hygiénistes est celle de savoir si l'usage exclusif de l'eau comme boisson est réellement favorable à la longévité.

Un grand nombre de médecins, par exemple Hoffmann, Fordyce, Faust, etc., l'ont recommandé comme un excellent moyen de prolonger la vie.

John Sinclair rapporte l'observation d'un vieillard qui n'ayant jamais pris d'autre boisson que de l'eau, avait vécu 120 ans sans perdre une seule dent, en conservant jusqu'au dernier moment sa vivacité et ses forces.

Le fameux jurisconsulte André Tiraqueau (nom prédestiné) n'avait jamais bu que de l'eau depuis sa plus tendre enfance.

Cependant chaque année pendant trente ans de suite il publia, dit-on, un livre et mit au monde un enfant.

Jean Maulmy, dont nous avons déjà parlé, et qui est mort à l'âge de 119 ans 11 mois 11 jours, n'avait jamais bu que de l'eau.

On pourrait également citer le chirurgien Théden qui, à l'âge de 80 ans, assurait devoir la prolongation de sa vie à l'habitude qu'il avait prise, depuis plus de quarante ans, de boire sept ou huit pintes d'eau fraîche par jour.

Rien ne démontre mieux les avantages de l'eau que la quantité de peuples, de sectes, de philosophes et de savants qui en ont fait leur boisson exclusive.

Les neuf dixièmes de l'espèce humaine s'en contentent.

Les anciens l'appelaient « l'amie de l'estomac. » Hippocrate lui attribuait la propriété de favoriser l'action de ce viscère : *aqua vorax*. Pindare l'a chantée.

L'eau n'imprime pas, comme le vin, une stimulation

factice au cerveau ; mais elle n'annihile ni les grandes conceptions ni le génie.

Pittacus, Charles XII, roi de Suède, Démosthène, Locke, Haller, Milton, ne buvaient que de l'eau.

Newton n'avait pas d'autre boisson, et ne mangeait que du pain quand il se livrait aux études ardues qui ont immortalisé son nom.

C'est à l'usage de l'eau pure, depuis l'âge de dix-huit ans, que le grand physiologiste Haller se croyait redevable de l'intégrité de ses sens et surtout de sa vue, malgré le grand nombre de recherches microscopiques qu'il exécutait en plein soleil.

*
* *

L'eau n'a, par elle-même, aucune propriété débilitante. L'ange avait recommandé aux parents de Samson de ne lui laisser prendre aucune boisson fermentée.

Les soldats romains ne buvaient qu'un mélange d'eau et de vinaigre (*posca*), et cependant ils ont fait la conquête du monde.

Le vin était également interdit aux soldats carthaginois.

Hufeland attribue en grande partie les vertus hygiéniques de l'eau à cette particularité que l'oxygène est un de ses éléments, et qu'en buvant de l'eau on s'assimile ce stimulant vital.

Il recommande seulement de puiser l'eau à des sources et de la tenir en vases clos, l'eau des fontaines contenant certains esprits qui la rendent digestible et fortifiante.

Pline avait déjà cru remarquer que l'eau contient en quelque sorte un principe de vie : *est ergo aliquid in aqua vitale.*

Personne n'ignore les guérisons qu'on obtient tous les jours par l'hydrothérapie.

Linné se débarrassa de migraines opiniâtres qui avaient résisté à toutes sortes de médications, en buvant tous les matins à jeun une livre d'eau fraîche.

Marmontel se guérit de la même maladie en buvant de l'eau en abondance.

Un ancien auteur a cherché à établir que les buveurs d'eau sont « plus amoureux » que les autres, et vivent plus longtemps, « le vin que l'on peut appeler le sang de la terre étant l'ennemi capital de ses enfants. »

Cependant un des plus grands reproches qu'on ait

faits au vin, c'est d'exciter l'incontinence : *vinum lac Veneris*, le vin est le lait de Vénus.

Dans les premiers temps de la république romaine une femme qui avait bu du vin était censée sur le chemin de l'adultère et punie de mort comme si elle eût déjà succombé.

C'était, dit-on, pour juger par l'haleine si leurs femmes n'avaient pas bu de vin, que les Romains avaient imaginé l'usage de les embrasser sur la bouche en rentrant au logis.

Nous avons parlé plus haut de la fécondité intellectuelle et physique d'André Tiraqueau. Un de ses contemporains pense qu'il aurait probablement enrichi bien davantage le monde savant et l'espèce humaine s'il avait bu du vin, *nisi restinxisset aquis abstemius ignes*.

Saint Basile recommande aux moines de se méfier du vin autant que des femmes.

Saint Pierre Damien dit que saint Benoît permettait le vin aux moines comme saint Paul permettait le mariage aux fidèles, par pure indulgence, souhaitant que tous pussent s'en passer.

*
* *

Ceux qui soutiennent que le vin est plus favorable que l'eau à la durée de la vie, invoquent à l'appui de leur opinion, ce texte des Ecritures : « Le vin est la joie de l'âme et du corps; c'est une seconde vie. »

Ils prétendent qu'on trouve des cas aussi nombreux de longévité parmi les ivrognes que parmi les abstèmes.

Ils citent un charretier octogénaire de Montrose, W. Oldman, qui se vantait d'avoir bu une telle quantité de gin, que si elle eût été rassemblée dans un bassin il y en aurait eu assez pour lancer un vaisseau.

Ils racontent aussi l'histoire du nommé Brawn, irlandais, qui mourut dans le comté de Cornouailles, à l'âge de 120 ans.

Cet homme était toujours ivre. Dans cet état, dit un de ses contemporains, il était si redoutable, que la mort même le craignait.

Seulement un jour que par hasard il était rassis, la mort s'enhardit, l'attaqua et triompha.

Ils pourraient encore citer Anacréon qui aimait beaucoup le vin, puisqu'on voyait à Athènes une statue qui le représentait chantant dans l'attitude d'une homme ivre, ce qui ne l'empêcha pas d'arriver à l'âge de 85 ans.

Encore mourut-il d'un accident. Un grain du fruit dont le jus avait fait si longtemps ses délices, s'arrêta dans son gosier et l'étrangla.

*
* *

De part et d'autre il y a eu exagération.

Le sage Plutarque s'est montré plus conciliant.

Il reproche à Lycurgue d'avoir fait arracher les vignes dans ses Etats, sous prétexte que plusieurs de ses sujets s'enivraient.

« Il devait plus tost, dit-il, en approcher les nymphes qui sont les eaux des fontaines, et retenir en office un dieu fol et enragé par un autre sage et sobre. »

L'habitude de tempérer la force du vin en y ajoutant deux, trois et jusqu'à cinq parties d'eau, était du reste familière aux Grecs et surtout aux Athéniens qui réservaient le vin pur pour les grandes débauches.

Les anciens redoutaient les funestes effets de leurs vins généreux. Chez des peuples doués d'une aussi grande vivacité d'esprit, un degré d'exaltation de plus était de la folie.

L'obligation de boire du vin pur était une des avanies que l'insolence des patrons imposait à la bassesse des parasites.

Horace, lui-même, prenait rarement sa coupe sans invoquer les nymphes. Il chantait en même temps la fontaine de Bandusie et les coteaux fortunés qui lui versaient le Falerne.

*
* *

Il faut reconnaître que le vin, bu avec modération, est dans quelques cas d'une grande utilité.

Il est très avantageux aux personnes âgées. Il ranime les sens glacés par l'âge, maintient l'activité du sang et réveille les muscles engourdis. C'est avec raison qu'on l'a appelé le lait des vieillards.

L'impératrice Livie, âgée de 82 ans, attribuait sa longévité au vin de Pucinum.

Le vin est encore utile aux adultes qui se livrent à des travaux pénibles.

Il est moins nécessaire dans l'adolescence. Ici la vie, à moins de circonstances exceptionnelles, est assez active pour se passer d'excitants.

Donné sans nécessité dans le premier âge, il prédispose, comme l'a dit Hufeland, aux maladies inflammatoires, à la méningite, au croup, et surexcite le cerveau.

Il ne convient à titre de médicament comme élément de réparation nutritive, qu'aux enfants chétifs, étiolés, lymphatiques, dont l'organisme a besoin d'être surexcité.

Encore, en pareil cas, ne doit-il être administré qu'étendu d'une certaine quantité d'eau.

Galien défend aux jeunes gens d'user du vin avant l'âge de dix-huit ans. Platon l'interdit jusqu'à vingt-deux.

Trotter allait encore plus loin. Il en prohibait l'usage avant l'âge de quarante ans; il en accordait alors deux verres par jour, deux de plus à cinquante ans, et six à soixante.

L'empereur Auguste ne pensait probablement pas que le vin fût nécessaire à la vie.

Comme le peuple romain murmurait un jour à cause de la cherté de cette liqueur, il répondit qu'il avait tort de se plaindre puisque, grâce aux libéralités d'Agrippa, il avait de l'eau en abondance.

Quoi qu'il en soit, il est d'une grande importance de ne se servir que d'une eau de bonne qualité.

Hippocrate disait qu'il est impossible aux hommes qui font usage d'une eau insalubre de jouir d'une longue vie. Ils vieillissent avant le temps, *ante tempus senescunt.*

Dans la bonne comme dans la mauvaise santé, dit Columelle, nul de nous ne prolonge sa vie sans une eau de bonne qualité.

Quand les anciens arrivaient dans des pays qu'ils n'avaient pas encore visités, ils offraient des sacrifices aux dieux, et tiraient certains augures de l'inspection des entrailles des victimes.

Cette pratique religieuse couvrait un but utile. C'était un moyen d'apprécier la qualité des eaux dont l'insalubrité se traduit toujours par des lésions dans les viscères des animaux.

On admet généralement qu'une bonne eau potable doit être limpide, fraîche, sans odeur et d'une saveur très faible qui ne soit ni désagréable, ni fade, ni douceâtre ni salée.

Elle doit être aérée et tenir en dissolution une certaine quantité d'acide carbonique.

Elle ne peut renfermer ni matières animales, ni substances végétales.

Elle ne doit acquérir aucune odeur désagréable après avoir été conservée dans un vase clos ou ouvert.

Elle doit dissoudre le savon sans former de grumeaux, et bien cuire les légumes.

Elle ne doit pas contenir plus de 1 à 2 dix-millièmes de principes minéraux fixes.

Il n'y a d'exception que pour le carbonate de chaux, qui dans la proportion d'un demi-millième, non seulement n'est pas nuisible, mais encore constitue un élément utile des bonnes eaux.

La présence de ce sel dans l'eau est même avantageuse pour les enfants, le carbonate de chaux pouvant utilement concourir à leur nutrition en fournissant à leurs os un élément indispensable.

La meilleure eau est l'eau de pluie recueillie quelques heures après que celle-ci a commencé de tomber, loin des habitations.

Elle a été, pour ainsi dire, soumise à une distillation, et elle s'est chargée dans sa chute d'une proportion convenable d'air atmosphérique.

*
* *

On doit s'habituer à mettre dans les repas une juste proportion entre les boissons et les aliments. Pour bien digérer, il ne faut boire ni trop ni trop peu.

Une quantité excessive de boisson noie les sucs gastriques, énerve l'estomac, et lui ôte toute la force dont il a besoin pour élaborer les aliments.

D'un autre côté, si la proportion de liquide ingérée est insuffisante, les substances alimentaires n'étant plus convenablement délayées, deviennent réfractaires à l'action du ventricule.

La proportion normale des aliments aux boissons a été évaluée :

Par Cornaro, à 1 : 1, 16; par Robinson, à 1 : 2, 50; par Sanctorius, à 1 : 3, 33; par Linings, à 1 : 3, 66.

Mais on ne peut rien établir de fixe à cet égard. Il faut plus ou moins de boisson suivant que les aliments sont plus ou moins secs ou aqueux, que la transpiration et les autres excrétions sont plus ou moins abondantes, que l'atmosphère est plus ou moins chargée d'humidité, etc.

Les personnes sèches, bilieuses, irritables, dont la chaleur naturelle est très élevée et qui sont habituellement constipées, ont besoin d'une plus grande quantité de boisson que les personnes lymphatiques et relâchées.

Tout en se maintenant dans de justes limites, il vaut mieux, en général, boire un peu trop que pas assez : car l'eau est indispensable aux besoins de l'organisation, et concourt à toutes les actions physiques et chimiques de l'économie.

Les physiologistes ont calculé qu'en somme la statique chimique du corps humain perd un peu plus de 2 kilogrammes 500 grammes d'eau par jour, de telle sorte que si ce fluide n'était pas incessamment renouvelé par les apports de la nutrition et par l'humidité inspirée, cinquante jours environ suffiraient, en admettant que la vie pût se continuer jusqu'à ce temps extrême, pour amener une dessiccation complète de l'organisme et le réduire à sa trame solide.

Tout le monde sait que l'ingestion de boissons froides, lorsque le corps est en sueur, peut être suivie d'accidents mortels.

M. Michel Lévy, médecin au Val-de-Grâce, dit que

ce genre d'imprudence fait périr chaque été un grand nombre de soldats.

Alexandre, au rapport de Quinte-Curce, perdit plus d'hommes sur les rives de l'Oxus que ne lui en avait jamais coûté aucune bataille.

Le Dauphin, fils de François Ier, jouant à la paume à Tournus, et excédé de soif et de chaleur, but de l'eau froide et mourut en quatre jours d'une pleurésie aiguë.

Mortecucculi, qui lui avait présenté le fatal breuvage dans un verre rouge, déclara, vaincu par la douleur de la torture, qu'il y avait mis de l'arsenic, et fut écartelé.

Il ne faut pas croire toutefois que l'usage de l'eau froide présente toujours des dangers.

Il y a une distinction importante à établir à cet égard.

Les boissons froides sont funestes lorsque la sueur est provoquée par un exercice violent ; mais elles n'ont aucun inconvénient lorsque le corps est simplement échauffé par l'élévation de la température.

Ainsi dans un bal, les personnes qui, tranquilles spectatrices, souffrent simplement de la chaleur qui règne dans l'appartement, peuvent prendre impunément des boissons froides et même glacées.

Il n'en est pas de même de celles qui ont chaud pour s'être livrées à une danse fatigante, à moins qu'en continuant cet exercice elles ne provoquent une réaction salutaire.

Cette distinction est facile à justifier.

Chez les premières, comme il n'y a pas de mouvement congestif à l'intérieur, l'introduction d'un liquide froid dans l'estomac peut impunément refouler le sang vers les organes profonds.

Chez les dernières, les organes sont gorgés de sang et préparés en quelque sorte au développement d'une inflammation qu'un refroidissement subit de la muqueuse intestinale suffit souvent pour déterminer.

L'eau présente des propriétés très différentes suivant sa température. Chaude, elle excite; tiède, elle relâche; fraîche, elle désaltère.

Dans les conditions ordinaires, la température la plus convenable pour l'eau qu'on boit aux repas ou dans le but de se désaltérer, est de 11 à 12° centigrades.

On a prétendu que la température de l'eau prise

aux repas comme boisson, devrait se rapprocher autant que possible de la température du corps humain, qui est, comme on le sait, d'environ 37° centigrades.

Mais malgré l'autorité d'Aristote qui buvait toujours chaud, on admet généralement que rien ne serait plus propre à détruire le ton de l'estomac et à affaiblir à la longue tout l'organisme.

Les économistes sont allés jusqu'à reprocher aux boissons chaudes d'être pour les peuples qui en abusent une cause d'affaiblissement et de décadence.

La passion de l'eau chaude était tellement générale à Rome, que les empereurs en interdisaient l'usage dans les temps de deuil et d'affliction.

Caligula ayant perdu sa sœur, défendit au peuple d'aller boire de l'eau chaude chez les *thermopoles,* sous peine de mort.

Auguste et Claude avaient ruiné leur santé par l'abus de cette boisson, et ne la recouvrèrent qu'en changeant de régime et en buvant à la glace.

C'est par suite de la coutume de boire chaud que, suivant Varron, on avait donné le nom de *calix* au vase qui contenait le breuvage.

*
* *

L'eau est de toutes les boissons dont l'homme fait usage, le seul liquide réellement indispensable aux besoins de son organisation.

Toutefois l'état social, en modifiant les conditions de la vie naturelle, a chez un grand nombre de personnes amené un allanguissement des forces digestives qui peut réclamer plus ou moins impérieusement l'emploi de boissons stimulantes.

L'alcool est alors pour l'eau ce que les condiments sont pour les substances alimentaires.

C'est donc la tempérance qu'il faut prêcher et non l'abstinence absolue des liqueurs fermentées.

On ne saurait trop répéter que les liqueurs alcooliques, même à dose modérée, peuvent être un véritable poison pour les individus pléthoriques, sanguins, doués d'une irritabilité nerveuse excessive, prédisposés aux congestions cérébrales ou à une maladie du foie.

Mais aux personnes qui jouissent de la plénitude de leur santé, nous rappellerons ce précepte de Celse :

« Ne s'abstenir entièrement d'aucune chose; se « permettre même, dans l'occasion, une légère in-

« fraction aux lois de la tempérance, mais vivre habi-
« tuellement dans la sobriété. »

Seulement nous leur conseillerons d'interpréter cet aphorisme de l'Hippocrate latin d'une manière plus sage que ne le fait ce médecin anglais, qui conseille de ne boire que de l'eau, sauf à s'en dédommager en se livrant régulièrement, toutes les semaines, à une débauche de vins et de liqueurs.

DE L'EXERCICE.

Agir, c'est vivre.

FEUCHTERSLEBEN.

IX.

« L'inaction affaiblit le corps et le travail le fortifie, » disait Celse. La première amène une vieillesse anticipée ; le second prolonge l'adolescence.

Quand on considère l'admirable mécanisme du corps humain, la flexibilité de ses articulations et l'agilité qu'il est susceptible d'acquérir, on ne peut s'empêcher de conclure qu'il n'est pas fait pour le repos.

C'est ce qui faisait dire au grand Frédéric:

« Quand j'examine notre structure physique, je suis tenté de croire que la nature nous a plutôt faits pour l'état de postillons que pour celui de savants. »

*
* *

Les anciens faisaient une si heureuse application de l'exercice musculaire au maintien de la santé, que Platon reprochait à Hérodicus de prolonger par la gymnastique les plus chétives existences.

Asclépiade, médecin grec qui vivait il y a deux mille ans, avait surtout mis en honneur ce moyen d'hygiène et de thérapeutique.

Celse nous apprend que ce célèbre praticien avait tant de confiance dans l'exercice, qu'il le considérait comme une véritable panacée et avait presque entièrement renoncé aux remèdes internes.

Pline raconte qu'au moment où Asclépiade, jeune encore, s'était établi à Rome, il avait déclaré publiquement qu'il consentait à passer pour un charlatan s'il était jamais malade et s'il mourait autrement que de vieillesse ou d'accident.

Il tint parole. Il vécut près d'un siècle et mourut d'une chute violente qu'il fit du haut d'un escalier.

*
* *

C'est par l'exercice que Jules César et Henri IV, qui étaient nés avec une organisation faible et délicate, acquirent une complexion capable d'obéir à l'ardeur et à l'impétuosité de leur âme.

Presque tous les individus cités pour leur longévité, ont mené une vie active et laborieuse.

Le stoïcien Cléanthe qui est mort à 100 ans, avait dans sa jeunesse passé les nuits à tirer de l'eau pour gagner sa vie, et les jours à prendre des leçons de Zénon.

Mittelstadt, qui vécut 112 ans, avait embrassé à 18 ans l'état militaire et avait fait toutes les guerres de la Prusse depuis la fondation de la monarchie.

Le danois Draakenborg, que l'on surnommait *le vieil homme du Nord* et qui est mort en 1770, à l'âge de 146 ans, avait été voyageur, soldat et esclave en Barbarie.

Le sieur Delahaie, mort âgé de 120 ans, avait parcouru à pied les Indes, la Chine, la Perse et l'Egypte.

Jean Bayles, mort à 130 ans, était un pauvre colporteur qui vendait des boutons.

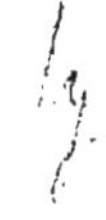

L'anglais Henrich Jenkins, qui vécut six ans de moins qu'Abraham, était un malheureux pêcheur qui traversait encore à 100 ans les rivières à la nage.

Thomas Parre, qui avait vu neuf rois se succéder sur le trône d'Angleterre, battait encore à la grange à l'âge de 103 ans.

Jean Chiossich, qui est mort le 22 mai 1820, à l'âge de 117 ans, dans la maison des Invalides de Murano, près Venise, comptait 87 ans de service militaire effectif.

Si on y ajoute les 23 ans qu'il a passés aux Invalides, il aura été soldat 110 ans de sa vie. Il était entré à l'âge de 8 ans comme fifre dans un régiment.

Cet exemple est unique dans les annales militaires.

Des recherches récentes ont démontré que les mouvements musculaires modifient d'une manière puissante le rhythme des diverses fonctions de l'économie.

Sous l'influence de l'exercice les poumons absorbent une plus grande quantité d'oxygène, tandis que l'air expiré contient moins de gaz vital et plus d'acide carbonique.

La chaleur animale, quelle qu'en soit la cause, se développe avec plus d'abondance.

Becquerel et Breschet ont constaté que la température augmente au moins d'un demi-degré pendant la contraction d'un muscle.

D'après Peart, on peut échauffer de plusieurs degrés l'eau d'un bain par l'agitation des membres inférieurs.

Il se produit en outre, pendant les contractions musculaires, un dégagement d'électricité tel qu'on peut en mesurer les courants au moyen de l'électromètre.

Enfin, on a observé que l'exercice, quand il est modéré, accroît la transpiration.

Celle de la main s'élevait à quarante-huit grains par heure, chez Cruikskank, quand il s'était promené lentement pendant quelques heures, tandis qu'auparavant elle ne dépassait pas trente grains.

*
* *

La connaissance de ces divers phénomènes nous fera aisément comprendre par quel mécanisme l'exercice peut prolonger la vie.

On sait que notre corps est dans un flux perpétuel comme une rivière, et que des parties y entrent et en sortent continuellement, de telle sorte qu'il n'y a de stable que le moule, si nous pouvons nous exprimer ainsi.

Les physiologistes ont comparé le corps humain au fameux vaisseau des Argonautes, qui était toujours le même vaisseau, quoique, à force d'avoir été radoubé, il n'eût plus une seule des pièces qui avaient servi à le construire.

Nous venons de voir que l'impulsion donnée par l'exercice aux mouvements vitaux, occasionne une perte à la fois dynamique et matérielle.

Si la réfection est proportionnée à la déperdition, les effets de l'exercice se résument en une accélération dans les phénomènes de l'assimilation et de la décomposition interstitielle.

Sous l'influence d'un mouvement plus rapide d'assimilation et d'excrétion, de restauration et de perte, le corps subit un renouvellement aussi prompt que complet, c'est-à-dire un véritable rajeunissement.

Il n'y a aucune exagération à dire avec un auteur que le mouvement musculaire facilite le renouvellement intégral du corps, de manière à maintenir la verdeur de l'âge mûr unie à la souplesse du jeune âge.

Pour obtenir cet heureux résultat, il faut que l'équation physiologique dont nous venons de parler soit réalisée.

C'est là que réside le secret de la longévité.

Si les exercices sont trop violents ou trop continus et que la restauration ne puisse compenser les pertes, l'organisme s'use rapidement.

L'homme qui devient le plus robuste, est celui qui se livre à des exercices musculaires exigeant une certaine dépense de forces, mais associés à une alimentation réparatrice et suffisamment interrompus par des intervalles de repos.

Un médecin anglais disait que l'exercice bien combiné, avec régularité et persévérance, suffirait probablement pour prévenir les trois quarts des maladies qui affligent le genre humain.

Ce moyen d'hygiène préventive peut encore contribuer d'une autre manière à prolonger l'existence.

Le travail manuel est un remède souverain contre l'ennui, qu'on a appelé le ver rongeur de la vie.

Il calme la violence des passions qui usent les forces vitales, amortit l'activité dévorante de la pensée.

L'action du cerveau, pendant la plupart des exercices corporels, semble se borner à ordonner et à diriger les mouvements.

Chez les aliénés même, l'impression produite sur l'esprit par la mesure et la périodicité du travail, rappelle la régularité dans les facultés intellectuelles et ranime les sentiments moraux.

Les occupations journalières et forcées les font descendre du monde imaginaire où se perd leur raison, dans la sphère de la vie réelle, et brise le mauvais enchaînement de leurs idées.

*
* *

On a vu des individus vivre dans l'inaction et néanmoins parvenir à un âge avancé.

En tête de ces êtres exceptionnels plaçons saint Siméon Stylite, qui passa 48 ans debout, immobile, sur le sommet d'une colonne de quarante coudées de hauteur, au pied de laquelle il vit sa mère succomber de douleur.

Citons encore saint Daniel qui embrassa le même genre de vie et le continua jusqu'à 80 ans avec tant de persévérance que lorsqu'il fut ordonné prêtre par Genade, archevêque de Constantinople, ce prélat fut obligé de monter au sommet de la colonne pour achever la cérémonie.

Chez ces solitaires l'exercice musculaire était remplacé par d'autres excitants.

« Placés comme des flambeaux pour éclairer les peuples, » ils vivaient plongés dans l'air pur et la lumière splendide des montagnes de Syrie.

Ils avaient peu à consumer, car ils se livraient à des austérités excessives. Saint Siméon ne faisait, dit-on, qu'un repas par semaine.

Enfin ils étaient soutenus par une foi vive et une ardente conviction.

Parmi les modernes nous citerons Buffon, qui de son aveu avait passé 50 ans de sa vie à son bureau.

Il mourut à 81 ans, mais avec cinquante-sept pierres dans la vessie.

Les femmes vivent plus longtemps que les hommes, bien qu'elles prennent en général moins d'exercice.

On voit même souvent des femmes qui jouissent d'une bonne santé, tout en vivant dans l'oisiveté et dans l'inaction.

Tissot a donné de ce fait une explication peu courtoise.

« C'est, dit-il, que les femmes causent plus que les hommes

« Le babil est chez elles une sorte d'exercice proportionné à leurs besoins, et qui suffit pour faciliter la circulation, sans fatiguer les organes. »

Il ajoute que les femmes ont en général un plus grand fond de gaîté, et qu'elles attachent de l'importance à une foule de petits événements de société, qui les impressionnent assez pour mettre en jeu leurs passions.

Si l'on trouve des hommes du monde qui vieillissent et se portent bien, malgré leur inaction, on découvre presque toujours chez eux les goûts et les habitudes dont on a fait l'apanage exclusif du sexe féminin.

Le genre d'exercice le plus simple, le plus naturel, c'est la promenade à pied.

Le mouvement qu'elle imprime à l'économie au milieu d'un air incessamment renouvelé, s'étend à la presque universalité des phénomènes organiques, et maintient un heureux équilibre entre les solides et les liquides.

Elle réveille l'appétit, rend les digestions plus faciles, et favorise la liberté du ventre.

Alexandre, en congédiant les cuisiniers que lui envoyait la reine Ada, répondit qu'il en avait toujours d'excellents avec lui : pour le dîner, se lever matin et cheminer ; pour le souper, peu manger à dîner.

Socrate se promenait un jour à grands pas devant sa maison. Un de ses amis lui demanda ce qu'il faisait. Il répondit : « Une sauce pour mon souper. »

La promenade vient en outre au secours des facultés morales, en charmant l'esprit par la diversité des objets qu'elle fait passer sous les yeux.

Elle convient à tous les âges, à toutes les constitutions ; mais elle est surtout utile aux deux extrêmes de la vie.

Dans l'enfance, elle vient en aide à la nature dans le développement de la machine vivante.

Par une juste concession au système musculaire, elle préserve la jeunesse d'une prédominance prématurée du système nerveux.

Dans l'adolescence, les exercices actifs sont utiles pour attirer dans les membres ces principes vivifiants qui souvent, à cet âge, se dirigent avec trop d'activité vers les organes reproducteurs et respiratoires.

Le grand secret de l'éducation c'est que les exercices du corps et ceux de l'esprit se servent toujours de délassement les uns aux autres.

*
* *

Chez le vieillard, la promenade ranime l'énergie défaillante des organes, stimule les forces vitales et augmente la caloricité.

Les personnes âgées devraient, pour nous servir de l'expression d'un auteur anglais, faire de ce genre d'exercice une pratique de dévotion.

La plupart des individus qui sont parvenus à un âge très avancé, avaient conservé jusqu'au dernier moment l'habitude salutaire de faire chaque jour une promenade à pied.

On a comparé le vieillard indolent au voyageur égaré dans les neiges et déjà saisi par le froid.

Si l'imprudent se laisse aller à l'assoupissement qui le gagne, c'est pour lui le sommeil de la mort.

*
* *

Les promenades les plus fructueuses au point de vue hygiénique sont celles qui se font au grand air, dans un lieu salubre, à une heure convenable, et principalement le matin.

Les collines et les endroits élevés sont préférables aux endroits bas et humides.

Les grands maîtres de l'art ont unanimement vanté les promenades matinales.

Hippocrate, Sanctorius et d'autres physiologistes ont attribué à l'exercice qui suit le sommeil la vertu de perfectionner ce que les anciens appelaient la coction des matières alimentaires.

Il aurait pour effet de déterminer l'expulsion des matériaux qui ont été admis dans le sang et qui doivent être éliminés.

Le matin est un des moments de la journée où l'air est le plus vivifiant, les plantes, comme nous l'avons déjà vu, émettant une grande quantité d'air vital ou oxygène sous l'influence des rayons solaires.

Dans l'obscurité, au contraire, les végétaux dégagent en abondance de l'acide carbonique, ce qui explique en partie pourquoi il est malsain de se promener le soir dans la campagne.

On a dit qu'il valait mieux avoir un but déterminé comme de faire visite à ses amis ou d'aller jouir d'un beau point de vue, que de se promener vaguement et sans aucun autre motif que celui de sa santé.

Il y avait à Londres un homme qui, tous les matins, faisait deux ou trois milles pour venir régler sa montre sur l'horloge des gardes du roi.

Le docteur Odier ne doutait pas que ce but, quelque frivole qu'il fût, ne doublât le bénéfice de la promenade.

Un autre vieillard, homme de lettres, avait depuis bien des années contracté l'habitude de ne point boire d'autre eau que celle d'une fontaine située à un millier de pas de chez lui, et qu'il allait tous les jours deux fois puiser lui-même à la source.

« Cette promenade, dit John Sinclair, avait l'avantage de la régularité, et je ne doute pas que cette habitude n'ait contribué à prolonger ses jours; car il est parvenu sans infirmités à un âge avancé. »

Dans la promenade le mouvement est spontané, c'est-à-dire que l'homme est à la fois puissance, moteur et mobile.

Il y a d'autres exercices auxquels on a donné en

médecine le nom de *gestations*, et dans lesquels le corps n'est plus la cause active du mouvement qu'il reçoit, l'impulsion lui étant communiquée par une force étrangère.

En tête des gestations les médecins de toutes les époques ont placé l'exercice du cheval.

Dans l'équitation, les mouvements ne sont pas purement passifs, le cavalier étant obligé de mettre en jeu ses puissances musculaires pour se maintenir en équilibre, et de les diversifier suivant les allures de l'animal.

Il en résulte un exercice mixte moins stimulant que l'exercice actif, mais plus tonique.

L'illustre Sydenham préconisait avec enthousiasme l'emploi de ce moyen diététique.

On raconte aussi qu'un célèbre médecin hollandais avait pris l'habitude de ne donner ses consultatione qu'à cheval.

Il se rendait à la promenade escorté de ses clients transformés en cavaliers pour la circonstance.

Très avare de paroles, lorsqu'un des malades lui demandait quel traitement il aurait à suivre, il se bornait presque invariablement à lui répondre :

« Continuez ce que vous faites maintenant avec « moi. »

Il ne faudrait pas attacher à cette formule un sens trop absolu.

Il est certain que l'équitation, et en général toutes les gestations, sont d'excellents auxiliaires dans le traitement des maladies accompagnées d'un relâchement des tissus, avec inertie dans l'exercice des fonctions de la vie.

Mais elles sont le plus souvent contre-indiquées dans les affections chroniques associées à une complexion sèche et irritable.

DU SOMMEIL.

Le sommeil est une mort qui redonne la vie.

...

X.

La vie de l'homme, comme celle de toute la nature, consistant dans une succession de contrastes qui se font équilibre, tout exercice doit être suivi de repos.

Le sommeil, qui est le silence des sens et des mouvements volontaires, est un des plus grands bienfaits que Dieu ait accordés à l'homme.

Non seulement il nous procure en quelque sorte le bonheur « de renaître chaque jour, » et de jouir pour ainsi dire d'une existence nouvelle, mais on a remarqué qu'un sommeil habituellement profond et réparateur compte parmi les signes de probabilités d'une longue vie.

*
* *

La veille et le sommeil, le déploiement de la vie au dehors et le retour de la vie en elle-même, correspondent à l'antagonisme du jour et de la nuit par lequel se manifeste la périodicité diurne.

Par suite de l'affinité mystérieuse qui existe entre l'organisme humain et les grandes lois qui régissent le système général du monde, il se produit chez l'homme, pendant la nuit, plusieurs mouvements critiques dont l'état de veille trouble l'évolution.

La nuit doit être consacrée au sommeil. C'est une loi de la nature qu'on ne peut enfreindre impunément.

Deux colonels de cavalerie avaient longuement discuté sur la question de savoir s'il convenait mieux, pour une longue marche au milieu de l'été, de voyager le jour ou la nuit.

Ils partirent l'un et l'autre avec leurs escadrons, et parcoururent deux cents lieues.

Celui qui marchait le jour arriva à destination sans perte d'hommes ni de chevaux.

Celui qui avait cru devoir profiter de la fraîcheur de la nuit perdit un grand nombre de chevaux et plusieurs de ses soldats.

M. Michel Lévy raconte qu'au mois de juin 1832, le bataillon du 24e de ligne auquel il était attaché, se rendit d'Ajaccio à Corte.

A cause des chaleurs excessives, le commandant fit commencer les étapes à minuit, et reposer la troupe durant le jour.

On ne tarda pas à reconnaître qu'il y avait plus de fatigue et moins de vitesse et de régularité dans la marche.

*
* *

Ce serait une grande erreur que de prétendre doubler son existence en se retranchant sur les heures destinées au sommeil.

« Les nuits passées abrégent les jours, » disait Bacon.

En intervertissant ainsi les lois de la nature, on perd volontairement sur la somme totale de la vie sans rien gagner sur sa plénitude pour le temps présent.

Ce genre d'excès est surtout funeste aux individus qui profitent de la nuit pour mettre en jeu toutes les forces de leur intelligence.

Un grand nombre d'artistes, d'hommes de lettres et de savants ont usé leur vie par ce régime.

Girodet, par exemple, dont l'imagination brillante était mêlée d'une teinte de poésie rêveuse, travaillait rarement pendant le jour.

La nuit, il plaçait sur sa tête un immense chapeau garni de bougies, et dans cet étrange costume il peignait des heures entières.

Aussi peu de peintres ont-ils eu une constitution aussi débile, une santé aussi délabrée.

Sur la fin de sa vie, qui fut assez courte, « son génie ne semblait lié qu'à un cadavre. »

Citons également le célèbre astronome Lacaille qui avait imaginé de s'ajuster la tête sur une fourche, et passait ainsi les nuits à observer le ciel sans connaître, a dit un homme d'esprit, d'autres ennemis que le sommeil et les nuages.

Il mourut victime de son amour pour la science à l'âge de 49 ans.

Les personnes qui veillent la nuit ne s'exposent pas seulement à ce qu'un pareil genre de vie peut avoir de nuisible pour la santé ; elles se privent, en outre, du bénéfice qu'elles pourraient retirer de l'habitude de se lever matin.

Presque tous les individus qui ont été cités pour leur longévité aimaient à se lever de bonne heure.

J. Westley, fondateur d'une secte soumise à des pratiques particulières, était tellement convaincu des avantages de cette habitude, qu'il en fit un point de religion et qu'il vécut lui-même 88 ans.

Il avait pour devise cette maxime : « Se coucher de bonne heure et se lever de bonne heure donnent à l'homme santé, richesse et sagesse. »

Saint François de Sales disait : « Le lever tôt conserve la santé et la sainteté. »

*
* *

On ne peut déterminer d'une manière générale le temps qu'il faut consacrer au sommeil.

Plus l'homme est rapproché de son origine, plus il a besoin de repos.

Après le sommeil de neuf mois dans lequel il a été plongé, il doit encore pendant quelque temps passer la plus grande partie de son existence à dormir.

Un auteur dit qu'il est convaincu qu'on ferait périr un nouveau-né en le forçant de veiller pendant vingt-quatre heures.

C'est à tort que l'école de Salerme a assigné la même ration de sommeil (sept heures) au jeune homme et au vieillard.

Ce dernier supporte mieux l'état de veille que l'adolescent et l'adulte.

Il semble, comme le disait Stahl, que les enfants pressentent qu'ils ont le temps de déployer librement les actes de la vie, tandis que les vieillards sentent la nécessité de précipiter la jouissance d'un bien qui leur échappe.

Les femmes doivent en général dormir plus que les hommes.

Les personnes qui ont beaucoup d'embonpoint doivent moins dormir que celles qui sont maigres et d'une constitution sèche ; parce que, suivant la remarque d'Hippocrate, « le sommeil humecte le corps, tandis que la veille le dessèche. »

Il est certain que toutes les fois qu'une personne bien portante passe plus de dix heures au lit, il y a excès.

Les grands dormeurs prolongent quelquefois assez

loin leur carrière, mais la vie n'est plus alors chez eux qu'une honteuse végétation.

Le cerveau étant inactif pendant le sommeil, les facultés de l'intelligence s'émoussent et les forces vitales perdent de leur énergie quand on abuse de ce moyen réparateur.

C'est ce qui a fait dire à Platon qu'un sommeil trop prolongé était aussi funeste à l'âme qu'au corps.

Si, comme le rapporte la tradition, Epiménide de Crète eût dormi quarante ans dans une caverne, il aurait été, en se réveillant, très peu apte à donner de sages conseils aux Athéniens, et à communiquer avec les dieux.

On peut calculer qu'en retranchant deux heures de son sommeil, ce qu'on peut faire le plus souvent sans compromettre sa santé, on a, au bout de quarante ans, conquis sur le sommeil trois ans et quatre mois.

D'un autre côté, rien n'est plus propre à faire vieillir avant le temps prescrit par la nature que l'insuffisance du sommeil.

Le sommeil est le grand modérateur de la vie, que des veilles trop prolongées précipitent et consument.

Un ecclésiastique, qui est mort à 88 ans, et qui avait beaucoup étudié l'influence du sommeil sur la durée de la vie, disait n'avoir jamais vu personne jouir d'une bonne santé pendant un an de suite, en dormant moins de six heures par jour.

M. Réveillé-Parise raconte que le peintre hollandais Van Orbeek était tombé malade par suite de ses excès en tous genres.

Les médecins fondaient quelques espérances sur son âge ; mais il leur dit :

« Messieurs, n'ayez aucun égard à mes 46 ans ; il faut compter double ; car j'ai vécu et jour et nuit. »

Il succomba en effet à cette maladie.

Le sommeil est peut-être encore plus nécessaire après les travaux de l'esprit qu'après les exercices corporels.

C'est sans doute pour exprimer ce fait physiologique que suivant Pausanias, les Trézéniens sacrifiaient sur le même autel à Morphée et aux Muses.

Moins les organes sensoriaux ont été excités pendant la veille, moins ils ont besoin de repos.

Aussi les paysans conservent-ils, avec moins de sommeil, une santé plus vigoureuse que les gens qui se livrent à des travaux intellectuels.

« Pourquoi, dit Londe, l'homme qui pense peu aurait-il besoin de dormir ? Ne dort-il pas pour ainsi dire tout le temps qu'il veille ? »

Il suffit au cheval de dormir quatre ou cinq heures pour réparer complétement ses forces épuisées.

L'inactivité musculaire suffirait presque à l'animal. Mais à l'être intelligent il faut le repos du cerveau, c'est-à-dire le sommeil.

*
* *

La machine humaine poursuit pendant le sommeil son œuvre de réparation ; car les organes de la vie intérieure ont le privilége d'être infatigables.

L'homme qui repose doit donc respirer un air pur et salubre.

La vanité besogneuse qui est de nos jours le caractère distinctif d'une partie de la classe bourgeoise, a bouleversé, quant aux chambres à coucher, toutes les notions de l'hygiène qui concernent les nécessités respiratoires de l'homme.

Pour avoir un salon, le petit rentier se condamne à passer la nuit dans une chambre étroite et mal aérée, ou dans une alcôve qu'on n'ouvre que le soir.

Il se réduit à la plus minime ration d'air respirable en même temps qu'il se nourrit avec parcimonie, pour subvenir aux besoins factices d'un luxe de mauvais aloi.

Ne voit-on pas, s'écriait avec indignation le docteur Massé, des êtres intelligents s'organiser des lits dans des tiroirs de commodes?

Nos habitations sont plus élégamment décorées que celles de nos pères; mais ces dernières recevaient par leurs ouvertures mal calfeutrées, et par ces vastes cheminées qui excitent notre sourire, des torrents de ce fluide que le père de la médecine a appelé l'aliment de la vie.

C'est pendant la nuit qu'on est le plus accessible à l'influence délétère des miasmes et des odeurs.

Ce n'est pas, comme on l'a prétendu, que l'absorption soit plus active pendant la nuit, c'est parce que l'organisme réagit avec moins d'énergie contre les effets pernicieux des agents extérieurs.

Les effluves marécageux qui rendent si malsaine la campagne de Rome, sont inoffensifs pour les voyageurs qui ne font que traverser cette contrée, tandis qu'ils donnent presque infailliblement la fièvre lorsqu'on y passe la nuit.

On peut s'asseoir sans inconvénient à l'ombre d'un noyer; mais on risque de tomber malade si on a l'imprudence de s'y endormir.

C'est pendant le repos de la nuit qu'on est le plus exposé à contracter des rhumatismes ou des névralgies dans les logements humides et malsains.

« Celui qui mange peu, dit l'Ecclésiaste, aura un sommeil de santé, et son âme se réjouira en lui-même. »

Rien ne trouble le sommeil comme une digestion pénible.

Le repos de la nuit n'est jamais plus paisible et plus réparateur que lorsqu'on a dîné légèrement.

Le général athénien Timothée soupait quelquefois à l'Académie, chez Platon. Comme le repas était très frugal, il disait que ceux qui soupaient chez Platon s'en trouvaient bien jusqu'au lendemain.

La viande surtout ne doit figurer qu'en petite quantité dans le dernier repas du soir.

Les Atcantes, qui ne connaissaient pas la diète animale, étaient réputés pour la tranquillité de leur sommeil, et ignoraient, dit-on, ce que c'est que rêver.

Portal a remarqué que le nombre des apoplexies était certainement plus grand à Paris au XVIIIe siècle, lorsqu'on faisait généralement du souper le principal repas.

Le lit est le vêtement de la nuit.

Il joue un rôle important dans l'hygiène domestique, puisque nous y passons forcément plus du tiers de notre vie.

Les lits trop mous sont pernicieux pour les jeunes gens et les individus replets. Ils ne conviennent qu'aux vieillards et aux femmes délicates.

Kant appelait les lits de plume des nids de maladies.

Un auteur fait remarquer que la macrobiotique n'a pas encore consigné dans ses annales l'observation d'un seul centenaire qui ait habituellement couché sur des coussins de duvet.

La température du corps s'abaissant pendant le sommeil d'un demi-degré Réaumur, il faut être plus couvert la nuit que le jour.

Il ne faut jamais rejeter ses couvertures par dessus sa tête.

L'air qui sort de la poitrine a perdu une partie de son principe animateur et contient une forte proportion d'acide carbonique, de telle sorte qu'on peut s'asphyxier soi-même en aspirant de nouveau l'air vicié qu'on a rejeté.

*
* *

L'insomnie est ordinairement un phénomène morbide; quelquefois cependant elle ne se rattache à aucune maladie déterminée, et n'a d'autre cause qu'une mobilité nerveuse excessive.

C'est aux moyens hygiéniques plutôt qu'aux médicaments qu'il faut recourir pour la faire cesser quand elle est devenue un état habituel.

Ainsi on se préparera au sommeil par un exercice modéré; on fera usage d'une nourriture douce et rafraîchissante; on écartera, principalement aux approches de la nuit, toute cause d'excitation intellectuelle.

C'est un grand point, pour pouvoir goûter en paix les *délices du vrai dormir,* de déposer avec ses vêtements toutes les agitations de la journée.

D'autres fois on aura recours aux fortifiants. Ainsi on a observé que chez les personnes non pléthoriques, chez celles surtout qui sont affaiblies et âgées, un petit verre de vieux vin de Malaga est le meilleur moyen de provoquer le sommeil.

On a aussi conseillé quelques moyens de gymnastique intellectuelle.

Kant, qui a écrit un traité sur la puissance de la volonté comme moyen de conjurer ou de combattre les maladies, soutient que lorsqu'on est tourmenté par l'insomnie, il suffit souvent de s'armer de la ferme résolution d'écarter toutes les idées importunes et de fixer son attention sur des choses indifférentes.

Ainsi il cherchait à se rappeler la vie et les écrits de Cicéron, et cet exercice d'esprit ne manquait jamais de le calmer.

Lorsque les enfants ne peuvent pas dormir par suite de l'affluence des idées qui se pressent dans leur cerveau, on a conseillé de les faire compter jusqu'à mille.

Le silence et les ténèbres favorisent le sommeil en supprimant les excitants de l'ouïe et de la vue ; mais l'habitude peut rendre cette condition inutile et même défavorable.

Ainsi le meunier s'endort au tic-tac de son moulin et se réveille quand il s'arrête.

Quelques personnes qui ne peuvent dormir sans lumière se réveillent quand celle-ci s'éteint.

On sait qu'un bruit monotone, tel que le frémissement des feuilles agitées par le vent ou le murmure d'un ruisseau, appelle le sommeil.

Boerhave faisait placer dans la chambre de ses malades des vases remplis d'eau et disposés de manière que le liquide tombât goutte à goutte dans un bassin sonore.

Ce n'est pas toujours la seule intensité d'une impression, mais parfois sa relation morale, qui réveille.

La mère dont le repos n'est pas troublé par le vacarme des voitures, se réveille au moindre mouvement, au moindre cri de son enfant.

Un vieil harpiste qui avait l'habitude de dormir dans les concerts tant qu'il ne jouait pas, se réveillait pour peu qu'on touchât aux cordes de son instrument.

*
* *

Le balancement cadencé du berceau suffit souvent pour amener chez l'enfant le calme et le sommeil.

Est-ce un effet de l'influence sédative du rhythme sur le système nerveux?

Serait-ce, au contraire, en fatiguant le petit être qu'on impose silence à ses cris? L'enfant est-il calmé ou « dompté ? »

Quoi qu'il en soit, l'usage de bercer les enfants remonte à une époque très reculée.

Chez les Romains il constituait une profession. Il y avait non seulement des berceuses, *cunariæ*, mais des berceurs, *cunarii*.

De nos jours les opinions sont divisées sur les effets de ce genre d'exercice passif.

Beaucoup de médecins sont allés jusqu'à prétendre que le berçage rend les enfants imbéciles.

On peut leur répondre que leur opinion a peu de valeur, la plupart d'entre eux ayant été certainement bercés dans leur jeune âge.

Il est certain que des oscillations violentes peuvent modifier d'une manière fâcheuse le rhythme des fonctions vitales.

Une secousse trop forte imprimée au berceau serait surtout dangereuse à l'époque de la dentition.

Elle favoriserait la congestion du sang vers le cerveau, où il est déjà naturellement attiré pendant cette crise, et prédisposerait l'enfant aux convulsions et aux affections comateuses.

Un bercement doux et modéré, dont on ne fait pas une pratique habituelle, est au contraire le plus inoffensif des mouvements et celui qui convient le mieux pendant la première période de la vie.

Un médecin allemand, qui a donné d'excellents conseils sur l'éducation physique des enfants, a proposé de substituer le mouvement de roulement à celui de bascule.

Il employait de petits lits ou des corbeilles montées sur des roues et qu'on promenait dans les appartements.

Il se produit chez l'homme, pendant le sommeil, un phénomène peu connu et très singulier.

Quand un adulte est resté couché toute la nuit, sa taille se trouve le matin augmentée de plusieurs centimètres.

Les cartillages qui séparent les vertèbres s'affaissent pendant la journée sous le poids de la partie supérieure du corps.

Dans la position horizontale, ils se dilatent en vertu de leur élasticité et rentrent dans les conditions de leur conformation primitive.

La différence est remarquable chez les jeunes sujets.

Nous pensons que c'est principalement à cette particularité qu'il faut attribuer l'augmentation de taille qu'on observe souvent chez les enfants à la suite d'une longue maladie.

DES CLIMATS ET DES LOCALITÉS.

L'un des moyens les plus importants de prolonger la vie, c'est l'action d'un climat assez chaud pour que le vieillard puisse chaque jour faire de l'exercice en plein air pendant la mauvaise saison.

***

XI.

Certaines constitutions météorologiques favorisent plus ou moins la durée de la vie ; mais on peut dire qu'aucun climat n'est incompatible d'une manière absolue avec la longévité.

L'observation démontre que les diverses fonctions de l'organisme humain ont la propriété de s'accommoder aux milieux dans lesquels elles s'exercent.

Ainsi l'homme peut s'habituer à respirer l'air raréfié des plus hautes montagnes.

Les voyageurs admirent la force et la prodigieuse agilité des toréadors de Quito.

On voit à Potosi des femmes jeunes et délicates se livrer à une danse effrénée pendant des nuits entières.

Ces villes sont cependant presque aussi élevées que certaines régions du Mont-Blanc où Saussure trouvait à peine assez de force pour consulter ses instruments, et où ses vigoureux montagnards tombaient en défaillance en voulant soulever quelques pelletées de neige.

Les climats chauds sont moins favorables à la longévité que les climats froids.

Dans les pays chauds les mouvements vitaux se précipitent, la croissance est plus rapide, la puberté plus précoce, et par conséquent la vie plus courte.

Le froid retarde au contraire les diverses périodes de l'évolution organique.

Il diminue l'ardeur qui consume l'existence ; il empêche la dissipation des forces à l'extérieur ou plutôt les concentre en dedans.

On a pu voir que les exemples les plus remarquables de longévité extrême sont fournis par les régions septentrionales de l'Europe.

Il faut toutefois que le froid soit modéré. Excessif,

il est aussi nuisible à la santé qu'une chaleur brûlante.

On dit qu'il est très rare de voir en Sibérie des vieillards de 60 ans.

***

La statistique a depuis longtemps démontré l'influence des lieux élevés sur la prolongation de la vie.

Dans une étude que j'ai faite de la mortalité dans l'arrondissement de Dijon, j'ai trouvé que parmi les causes assez complexes qui tendaient à accroître la durée de la vie, l'élévation du sol semblait dominer toutes les autres.

Pour mettre en relief la puissance de cette condition topographique, j'ai relevé l'altitude de toutes les communes dont j'ai étudié la vie moyenne, et j'en ai formé trois catégories, trois étages.

Il en résulte que la durée de la vie est en raison directe de la hauteur du sol au-dessus du niveau de la mer.

A une altitude de 200 mètres et au-dessous, la vie moyenne est de 33 ans 1/2.

A une altitude de 200 à 350 mètres, elle est de 38 ans 1/2.

A une altitude de 350 mètres et au-dessus, elle s'élève à 41 ans 1/2.

L'influence dont nous parlons a du reste été connue de toute antiquité.

Le mont Athos jouissait d'une grande renommée sous ce rapport.

Pomponius Mela et Lucien prétendaient que ceux qui l'habitaient vivaient deux fois plus que les autres.

Quand les médecins conseillèrent à Platon de changer de climat, il répondit qu'il n'irait pas même au mont Athos, fût-il assuré d'y vivre encore plus longtemps que ceux qui habitaient ce séjour privilégié.

Mucianus, cité par Pline, prétendait qu'on vivait communément 150 ans sur le sommet du mont Tmolus, en Lydie.

Quelques vallées présentant des particularités topographiques ou météorologiques spéciales, comptent beaucoup de vieillards.

Au siècle dernier, on vantait comme un séjour favorisé sous ce rapport, la vallée de Guildbrand, en Norwège.

« Il y a dans cette vallée, dit sérieusement un auteur de l'époque, des personnes qui parviennent à un âge si avancé, que, par pure lassitude de la vie, elles se font transporter ailleurs pour terminer leur ennui de vivre. »

Mais ce sont surtout les petites îles qui ont été de tout temps considérées comme le berceau de la vieillesse, privilége qu'elles doivent à l'égalité de leur température et à la pureté vivifiante de l'air marin qui balaie leur surface.

Au sud, le groupe des îles Bermudes, l'île de la Barbade et celle de Madère ; au nord les Hébrides, les Orcades et les îles Shetland, ont toujours été régardées comme des résidences extrêmement favorables à la vieillesse.

La nature du sol influe également sur la durée de la vie.

Les terrains siliceux sont plus favorables à la longévité que les terrains calcaires.

Il ne faut pas croire qu'une personne malade ou d'une constitution chétive augmente ses chances de vie en fixant indifféremment sa résidence dans un pays renommé pour la salubrité de son climat et la longévité de ses habitants.

Au lieu d'y recouvrer la santé, elle risquerait d'y trouver la maladie ou la mort.

Ainsi les individus doués d'un tempérament sanguin, d'une constitution sèche et irritable, prédisposés aux irritations pulmonaires ou aux maladies des organes de la respiration, verraient certainement leur état empirer sous l'influence de l'air pur et sec des montagnes.

Le séjour dans une vallée dont l'air serait moins raréfié, plus calme et moins excitant aurait au contraire pour effet de prolonger leur existence en tempérant chez eux l'excès de la vitalité, en apaisant les tendances inflammatoires et en donnant quelque repos à l'organisme.

Il en serait autrement des individus lymphatiques, indolents, chez lesquels « des solides lâches et languissants poussent avec peu de vigueur des fluides aqueux et dénués de principes actifs. »

Un air vif, chargé d'oxygène et d'électricité, ne peut que contribuer à prolonger leur existence en activant chez eux les opérations vitales, en rendant les mouvements de réaction plus prompts et les crises curatives plus énergiques.

*
* *

L'humidité, surtout quand elle est réunie au froid, est de toutes les conditions atmosphériques celle qui détériore le plus la constitution et porte les plus graves atteintes à la santé.

Elle imprime à l'ensemble de la vie assimilatrice un mode irrégulier d'exercice qui ne tarde pas à opérer une mutation profonde dans le corps vivant.

Un froid humide dispose aux affections rhumatismales, scorbutiques et catarrhales, aux engorgements lymphatiques, aux hydropisies.

Il joue un rôle immense dans le développement de la phthisie pulmonaire.

Un air déjà saturé d'humidité ne dissolvant plus que dans une faible proportion les produits de la transpiration insensible, les funestes effets du trouble apporté aux fonctions de la peau s'y traduisent facilement par des accidents du côté du poumon, organe qui a une corrélation intime avec l'enveloppe cutanée.

MM. Becquerel, Rodier, Edwards et Foucault ont produit des tubercules pulmonaires en arrêtant la transpiration chez des animaux.

C'est ce qui explique la fréquence de la phthisie dans

certaines contrées du nord de l'Europe, notamment dans quelques villes de la Hollande où cette maladie enlève le tiers de la population adulte.

*
* *

La chaleur, comme nous l'avons vu, accélère les opérations vitales et abrége l'existence.

Il arrive toutefois un âge où l'excitation qu'elle produit est au contraire, si elle est modérée, un excellent soutien de la vie.

L'inertie de la peau est un des premiers symptômes de la vieillesse et en même temps une des causes qui précipitent la détérioration organique.

« La vieillesse, dit Sanctorius, est une maladie. On la prolonge si on sait restituer au corps sa transpiration. »

Maintenir la peau dans un état d'activité convenable, est un des secrets les plus importants de l'art de prolonger la vie.

C'est pendant l'hiver que les vieillards fournissent à la mortalité le contingent la plus élevé.

Ceux qui peuvent se soustraire aux périls de cette saison en changeant de résidence, écartent une des chances les plus menaçantes qui pèsent sur leur tête.

DU SOIN DE LA PEAU.

Sans l'activité de la peau, il n'y a ni santé ni longue vie à espérer.

HUFELAND.

XII.

On peut dire que la peau est le plus important des tissus, puisqu'elle est le tissu primordial et qu'elle peut constituer à elle seule un animal inférieur.

L'infusoire auquel on a donné le nom de *protée* parce qu'il ne conserve jamais deux minutes de suite la même forme, n'est qu'une boule de peau qui vit en absorbant les aliments et l'air dissous dans le milieu liquide où il est plongé.

L'hydre n'est également qu'un sac membraneux qu'on peut retourner comme un gant et qui n'en continue pas moins de vivre, ses surfaces interne et externe jouant tour à tour le rôle d'estomac ou d'organe respirateur et secrétoire.

Il y a plus : lorsqu'on coupe cette espèce de polype en morceaux, chaque fragment devient un être complet. C'est la réalisation de l'hydre de la fable.

Si cet animal présente d'aussi singuliers phénomènes, c'est qu'il n'est composé que de peau, et que nul autre organe « ne résume aussi complétement la vie que ne le fait la peau. »

Aussi cette membrane conserve-t-elle la plus grande importance dans toute l'étendue de la série animale, et occupe-t-elle chez l'homme un rang élevé dans l'organisation.

Un physiologiste a donc pu dire avec raison que le bon état de la peau était un des éléments essentiels de la prolongation de la vie.

Il suffit d'ailleurs de connaître les fonctions qui ont été dévolues à l'enveloppe cutanée chez l'homme, pour comprendre que leur intégrité est une condition et un gage de longévité.

D'une part la peau est un des organes par lesquels

notre corps se purifie en se débarrassant de certains sucs excrémentitiels.

De l'autre, elle est le siége d'une sorte de respiration ; car elle absorbe une partie de l'oxygène contenu dans l'air atmosphérique, et dégage une certaine quantité d'acide carbonique et d'azote.

La transpiration parait jouer un rôle considérable dans les phénomènes galvano-électriques de l'économie animale.

Elle est, en outre, avec la transpiration pulmonaire, le régulateur de la température du corps humain dont l'uniformité à peu près constante est une condition essentielle de la santé.

Ce sont les variations de la transpiration cutanée et pulmonaire qui entretiennent l'équilibre de la chaleur animale.

On sait qu'un liquide ne peut se vaporiser sans opérer la soustraction d'une certaine quantité de calorique, c'est-à-dire sans déterminer un refroidissement plus ou moins considérable.

C'est ce qui explique l'abaissement de température

que l'eau subit dans les *alcarazas*, vases composés d'une terre poreuse à travers laquelle l'eau suinte jusqu'à la surface où elle est volatilisée par l'air atmosphérique.

L'évaporation de la sueur occasionne de la même manière dans le corps humain une énorme déperdition de calorique.

Cette loi physique donne l'explication d'une expérience dont les résultats ont d'abord été révoqués en doute, mais qui a été répétée publiquement, avec succès, à Londres, à Liverpool et à Paris, par des savants distingués.

Nous voulons parler de ces servantes de boulanger qui pouvaient séjourner sans incommodité pendant près de douze minutes dans un four chauffé au point nécessaire pour la cuisson du pain.

On peut se faire une idée de l'abondance de la transpiration quand on considère que cette évacuation se fait sans cesse, jour et nuit, par tous les pores dont la surface de notre corps est criblée.

Ces pores sont si nombreux qu'on a calculé qu'il y en a trois mille sur une étendue d'un pouce carré.

Sanctorius a constaté que la quantité de liquide exhalée par la peau, insensiblement, sans moiteur ni sueur, ne peut être évaluée à moins d'un litre par jour.

Cette excrétion est favorisée et augmentée par un exercice modéré et par l'usage d'aliments d'une digestion facile.

Certaines substances alimentaires la retardent ou la diminuent, par exemple la chair de porc, les champignons, les melons, les raisins, les figues fraîches, le poisson, surtout l'anguille.

Elle est plus active lorsqu'on fait trois repas par jour que quand on n'en fait qu'un.

On a encore observé qu'elle est entravée lorsqu'on se couche immédiatement après souper.

Les passions tristes et mêmes les occupations intellectuelles d'un genre sérieux, la douleur, etc., en diminuent l'abondance d'une manière remarquable.

John Sinclair prétend avoir remarqué que la transpiration qui se fait naturellement pendant la nuit est bien plus salutaire que celle qu'on se procure pendant le jour à force de travail et d'exercice, parce qu'elle est plus uniforme et plus régulière.

*
* *

Des expériences tentées sur des animaux ont démontré les funestes conséquences d'une suppression plus ou moins complète des fonctions de la peau.

M Boulay ayant enduit de goudron ou d'une double couche de colle-forte et de goudron la peau préalablement rasée de plusieurs chevaux, les a vus périr avec les symptômes de l'asphyxie.

L'autopsie a fait voir tous les tissus gorgés d'un sang noir, surtout les muqueuses, les poumons et le foie.

M. Longet incline à supposer que cette espèce d'asphyxie est due à la rétention dans l'économie de l'acide carbonique non éliminé par la peau.

Un autre observateur a dépouillé des oiseaux de leurs plumes, et a enduit leurs corps d'un vernis de gomme arabique.

Dès les premières heures qui ont suivi la dessiccation de cette couche imperméable, les animaux ont donné les signes d'un dérangement notable dans leurs fonctions.

Ce trouble s'est dissipé après l'enlèvement de l'enduit; mais il s'est aggravé au point de donner la mort aux animaux chez lesquels l'expérience a été poussée jusqu'à ses dernières limites.

*
* *

On peut dire sans exagération que les deux tiers des maladies aiguës ont pour cause un trouble apporté à la transpiration.

On connaît ce proverbe espagnol : « Un vent qui « n'éteint pas une chandelle tue un homme. »

On ne saurait donc se prémunir avec trop de soin contre les changements subits de température, surtout contre ceux qui précèdent, accompagnent ou suivent l'équinoxe du printemps.

Sydenham dit que l'imprudent usage de quitter trop tôt ses vêtements d'hiver à l'arrivée du printemps, fait périr plus de gens que la peste et l'épée.

*
* *

Quelques individus ont à cet égard porté jusqu'à la superstition le culte de l'hygiène.

J'ai ouï parler d'un professeur d'une université d'Allemagne, qui, pour entretenir sa température naturelle dans un état d'équilibre parfait avec celle de l'atmosphère, revêt ou abandonne successivement une série de vêtements de flanelle dont chacun représente pour lui deux degrés de thermomètre centigrade.

Fluet comme un échalas quand les chaleurs de l'été sont à leur apogée, il revêt graduellement ses enveloppes de laine à mesure que la température baisse.

De telle sorte qu'il finit par prendre au cœur de l'hiver une ampleur démesurée.

Un savant philosophe du XVe siècle, Marsile Ficin, chanoine de Florence et favori des Médicis, avait huit calottes d'épaisseur différente, qu'il mettait quelquefois dans la même heure.

Le poëte Malherbe avait numéroté ses bas d'après les lettres de l'alphabet, et il les mettait les uns sur les autres, suivant les rigueurs de la saison.

Il lui est arrivé un hiver d'aller jusqu'à la lettre L.

Ces précautions minutieuses ne l'empêchaient pas d'être atteint d'un catarrhe bronchique permanent.

Il ne pouvait lire une stance de six vers sans tousser et cracher plusieurs fois, ce qui avait fait dire au chevalier de Marini qu'il ne connaissait pas d'homme plus humide et de poëte plus sec.

Buffon comprenait mieux l'art de se mettre en garde contre les agressions de l'hiver et du froid.

Dans sa vieillesse il faisait chauffer pendant la mauvaise saison toutes les pièces de son appartement à 16° Réaumur, et n'en sortait plus pendant six mois.

C'est ce qu'il appelait son *Italie artificielle.*

Le docteur Dewit, de German-Town, qui a vécu près de cent ans, avait passé les dernières années de sa vie dans un appartement dont la température était constamment maintenue au même degré (18 Réaumur).

D'un autre côté, il est certain que les personnes qui se sont trop chauffées en hiver supportent mal l'inclémence des premiers mois du printemps.

On ne saurait croire jusqu'à quel point l'habitude de porter des vêtements ou d'habiter des appartements trop chauds, rend esclave de la température en imprimant à la peau une susceptibilité exagérée.

Quelques personnes tombent, à cet égard, dans un état pitoyable.

Le baron Fourier, savant géomètre qui avait accompagné Bonaparte dans son expédition d'Orient, était devenu si impressionnable au froid, que dans les derniers temps de sa vie il se tenait dans une espèce de boîte qui ne laissait passer que sa tête et ses bras.

*
* *

« Je ne sais, disait Henri IV, comment on peut se « dispenser d'honnêteté et de propreté, lorsqu'il ne « faut qu'un coup de chapeau pour être honnête et un « verre d'eau pour être propre. »

La propreté n'est pas seulement utile au corps, elle a une grande portée morale.

Elle conduit à l'amour de l'ordre, au respect de soi-même et des autres, à la régularité de la conduite et à la décence des mœurs.

Elle a aussi une influence marquée sur l'état intellectuel.

Sanctorius a démontré qu'il existe une corrélation intime entre l'état de la transpiration et celui des divers modes de l'affectivité.

Les obstacles, quels qu'ils soient, apportés au libre exercice de la perspiration cutanée, sont autant de causes qui favorisent la tournure sombre de l'esprit, engendrent la morosité du caractère et produisent la tristesse.

*
* *

L'utilité des bains comme moyen d'entretenir la propreté de la peau et de prolonger la vie, paraît avoir été connue dès la plus haute antiquité.

Dans les temps fabuleux, une allégorie ingénieuse attribuait à l'eau de certaines sources la vertu de rendre aux vieillards la vigueur et la jeunesse.

Il y avait près d'Argos une fontaine nommée Canathus, où Junon se baignait tous les ans, et recouvrait ce que le temps qui use tout avait pu apporter de diminution à ses charmes.

Les historiens grecs parlent d'une autre source qui existait dans l'île d'Eubée, aujourd'hui Négrepont, et qui opérait un rajeunissement complet.

Nous pourrions citer un grand nombre de vieillards qui se sont parfaitement trouvés de l'usage fréquent des bains.

Franklin, par exemple, en a éprouvé de grands avantages dans sa vieillesse et a continué d'en faire usage jusqu'à sa mort.

Un nommé Jean Lafite qui est mort le 5 décembre 1766 à l'âge de 136 ans, avait contracté dès sa plus tendre enfance l'habitude de prendre deux ou trois bains par semaine, habitude qu'il avait conservée jusqu'à ses derniers jours.

*
* *

L'usage des bains naturels se retrouve dans tous les temps et dans tous les lieux, chez le sauvage de l'Equateur et chez le Scythe hyperboréen.

Les Romains se baignaient d'abord dans le Tibre; mais vers les derniers temps de la république, la mode des bains tièdes s'introduisit dans les classes élevées et ne tarda pas à se généraliser.

C'était un devoir d'hospitalité que d'offrir le bain. Un empereur avait dans son palais trois mille baignoires en marbre.

La civilisation romaine comprenait mieux que la nôtre les avantages hygiéniques de l'art balnéaire.

On déploya dans la construction des bains publics un luxe extraordinaire dont témoignent encore de nos jours les ruines des bains de Néron, d'Agrippa et de Trajan.

On se trouvait si bien de l'usage des bains, dit Pline, qu'on ne connut pas d'autre médecine pendant six cents ans.

On a dit qu'il fallait au peuple romain *panem et circenses* ; on pourrait ajouter : *balnea*.

Quand l'éruption du Vésuve eut détruit Herculanum et Pompéï, Titus, pour dissiper l'effroi et la tristesse que cette catastrophe avait répandus dans Rome, ne trouva rien de mieux que d'ordonner la construction de nouveaux bains publics.

Que dirait-on de nos jours d'un gouvernement qui, pour faire diversion à des idées douloureuses ou pour donner de l'essor à l'allégresse publique en un jour de fête, permettrait l'entrée gratuite dans des établissements de bains?

*
* *

Nos habitudes domestiques se prêtant mal à l'usage de bains aussi fréquents que l'exigerait un bon entretien de la peau, on ne saurait trop recommander d'y suppléer par des ablutions quotidiennes.

Les législateurs anciens se sont beaucoup occupés de ce moyen hygiénique.

Moïse et Mahomet ont placé les ablutions au nombre des devoirs les plus rigoureux de leurs religions, alors que l'hygiène publique n'avait d'autres propagateurs que les ministres du culte.

Une ablution générale faite le matin avec de l'eau fraîche est, à moins d'indications contraires, un excellent moyen de débarrasser la peau des corps étrangers qui se déposent à sa surface, s'y incrustent et entravent les fonctions d'absorption et d'exhalation.

Elle a, en outre, pour effet d'activer toutes les grandes fonctions de l'économie, spécialement la nutrition, et de rendre les sujets moins impressionnables aux vicissitudes atmosphériques.

Rien ne modifie d'une manière aussi heureuse la constitution des enfants débiles et lymphatiques.

Un autre moyen hygiénique très propre à régulariser les fonctions de la peau, et beaucoup trop négligé de nos jours, ce sont les frictions sèches.

Les anciens qui en faisaient grand cas avaient étudié avec soin leur mode d'action, et leur attribuaient des propriétés différentes suivant qu'elles étaient faites avec mollesse ou rudesse, dans une direction oblique, longitudinale ou transverse, etc.

Les frictions pratiquées à l'aide de la main, d'une brosse ou d'un morceau de flanelle, ont pour effets d'activer la circulation capillaire, de rendre la peau plus perspirable et d'augmenter la caloricité de ce tégument.

Elles équilibrent les fonctions assimilatrices et répartissent plus uniformément les éléments de la nutrition, de telle sorte qu'elles peuvent diminuer l'embonpoint de ceux qui en ont trop, ou l'augmenter chez ceux qui n'en ont pas assez.

Les personnes qui, à raison de leur état de santé ou de leur grand âge, sont dans l'impossibilité de se livrer à aucun exercice musculaire, y suppléent avantageusement par les frictions.

Suivant Suétone, c'est aux frictions que Vespasien dut la conservation de sa santé.

M. Réveillé-Parise se demande si elles ne développeraient pas la puissance électrique de l'économie, et les considère comme un des meilleurs moyens qu'il y ait d'entretenir la santé dans la vieillesse.

« J'ai constamment vu, dit-il, le petit nombre de ceux qui les emploient s'en trouver parfaitement. »

Un homme illustre de notre époque ne manque

jamais de dire aux personnes qui se plaignent d'être malades : *C'est que vous ne vous frictionnez pas.*

« Il y a, dit un hygiéniste anglais, une foule de riches propriétaires qui entretiennent à grands frais des valets pour frictionner tous les jours leurs chevaux, et qui gagneraient peut-être bien des années de vie s'ils en consacraient un à leur rendre matin et soir le même service. »

Desault cite l'exemple d'un centenaire qui pendant les trente dernières années de sa vie était parvenu à se délivrer de la goutte à l'aide de frictions journalières avec une flanelle imbibée de vapeurs aromatiques.

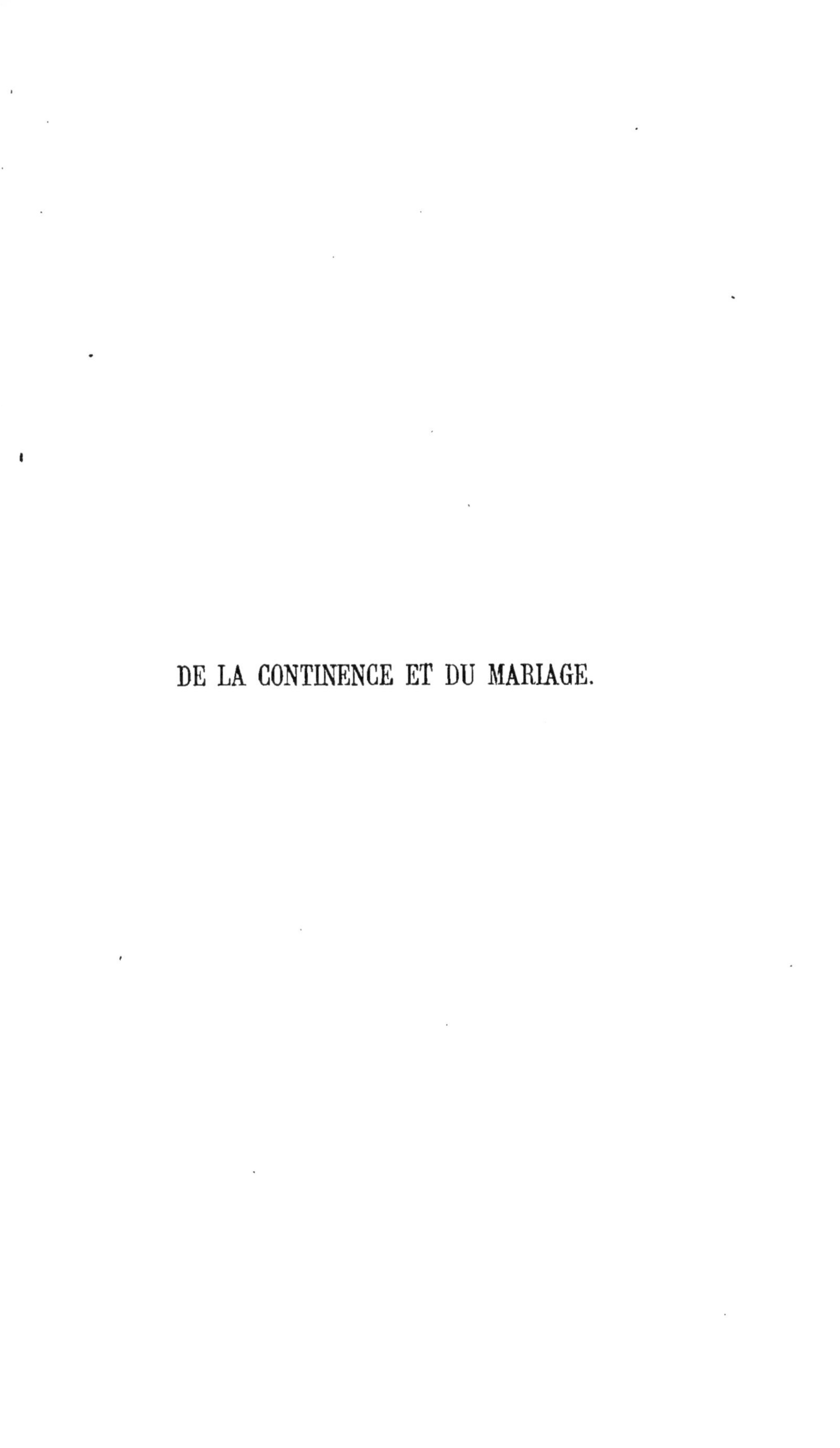

DE LA CONTINENCE ET DU MARIAGE.

Les débauches de la jeunesse sont des conjurations contre la vieillesse, et on paie cher le soir les folies du matin.

BACON.

XIII.

Le célèbre Nicolas Leonicenus, de Ferrare, faisait encore un cours de physique à l'âge de 96 ans.

Un étranger lui ayant demandé par quel régime il avait pu atteindre une aussi verte vieillesse, il répondit :

« C'est en remettant à mon âge viril une adoles-
« cence conservée pure et chaste. »

La continence, sagement comprise, est en effet une cause puissante de longévité, surtout si l'on se soumet de bonne heure à ses préceptes.

L'adolescence doit ménager pour l'âge viril les trésors de vie que lui a transmis l'enfance,

L'âge viril à son tour doit faire des épargnes, et ne pas attendre pour mettre un terme à ses prodigalités, que le fonds vital soit entièrement dissipé.

* * *

L'homme, en général, ne s'aperçoit qu'il a bu la vie à trop longs traits que lorsqu'il voit la lie au fond du calice.

Charron comparait ceux qui attendent leurs vieux jours pour embrasser la tempérance, aux Athéniens à qui l'on reprochait de ne jamais demander la paix qu'en robes de deuil, exténués et après avoir perdu ce qu'ils avaient de plus cher.

« C'est trop tard s'adviser, dit ce moraliste : *sera* « *in fundo parcimonia;* c'est vouloir faire le ménas- « ger quand il n'y a plus rien à ménasger; chercher « à faire son emploite après que la foire est passée. »

Une loi générale, qui s'applique à tous les êtres vivants, c'est que ceux qui engendrent et multiplient de bonne heure n'ont qu'une vie de peu de durée.

Les plantes monocotylédones périssent généralement aussitôt qu'elles ont fructifié.

Si on parvient à retarder leur floraison, leur existence se prolonge jusqu'au moment où elles ont accompli leur reproduction.

Les mammifères précoces et très féconds semblent se hâter de produire et de périr.

On voit en revanche les mulets, comme les abeilles neutres, survivre longtemps à leurs espèces qui s'accouplent.

Les oiseaux très lascifs sont moins vivaces, pour nous servir des expressions de M. Virey, que ceux « qui sont plus chastes. »

Les polygames, mâles surtout, ont la vie courte.

Si le serin fait des petits chaque année, il ne survit guère à six ou huit ans, tandis que d'après Hervieux, qui a beaucoup étudié cet oiseau, « il arrive jusqu'à vingt-deux ans quand on le tient célibataire. »

Le pigeon ne vit guère que huit ans, dit Bacon, « tandis que la chaste tourterelle et le fidèle ramier « parviennent jusqu'à vingt et même cinquante « ans. »

*
* *

Les individus qui ont fourni une carrière extrêmement longue, se sont en général fait remarquer par la durée insolite de leur faculté procréatrice, ce qui prouve qu'ils l'avaient ménagée dans leur jeunesse.

Le célèbre Thomas Parre dut subir à 100 ans une pénitence à la porte d'une église, pour avoir séduit une jeune fille et l'avoir rendue mère.

Bartholin parle d'un homme qui mourut à l'âge de 127 ans, et qui, ayant épousé une jeune fille à 100 ans, en avait eu plusieurs enfants.

L'allemand Mittelstadt se maria à 110 ans, eut plusieurs enfants, et mourut à 125 ans.

Le suédois Douglas Gurgen prit à l'âge de 110 ans une femme qui lui fit goûter à plusieurs reprises les joies de la paternité.

Le sieur Dufournel, médecin, qui est mort à Paris en 1810, à l'âge de 120 ans, avait épousé à 110 ans une fille de 26 ans, qui lui avait également donné de la progéniture.

Les historiens racontent que Caton le Censeur devint père à 80 ans; Massinissa, roi des Numides, et Uladislas, roi de Pologne, à 90 ans, etc.

*
* *

Ces faits, à raison du mystère qui entoure la paternité, peuvent prêter à la critique; mais il n'en est pas de même des suivants :

A la fin du siècle dernier, une femme, Marguerite Krobscowna, de Conino, en Russie, épousa en troisièmes noces, à l'âge de 95 ans, le nommé Gaspard Raycourt, d'origine française, alors âgé de 105 ans. Elle en eut deux fils et une fille, et mourut à 108 ans.

Quelques années plus tard, l'évêque de Séez communiqua à l'Académie des sciences l'observation authentique d'un homme qui, à l'âge de 94 ans, avait épousé une femme de 83 ans, enceinte de ses œuvres.

« Le temps des patriarches est revenu dans mon diocèse, » disait le prélat.

Ainsi disparaît une partie du merveilleux de l'histoire de Sara, femme d'Abraham, accouchant d'Isaac à l'âge de 90 ans.

Une femme d'Edimbourg est accouchée, le 25 décembre 1730, de trois garçons, à l'âge de 80 ans.

*
* *

C'est en grande partie à la continence que les anachorètes et les solitaires ont dû cette longévité qui paraissait miraculeuse chez des hommes dont la vie semblait se consumer dans les austérités et les souffrances.

Saint Antoine, Théodose le Cénobite, saint Jean le Silencieux, saint Paul l'Anachorète et une foule d'autres saints ont vécu plus d'un siècle.

Ces héros de la chasteté parvenaient à repousser les attaques du démon de la chair en priant sans relâche et en soumettant leur corps aux épreuves les plus douloureuses.

Ils chassaient les illusions de la nuit, soit en veillant constamment comme saint Dorothée le Thébain, soit en dormant debout appuyés contre un mur.

Saint Thalèle se couchait dans une roue creuse; saint Auxent et saint Marcien dans des cavernes étroites, où ils ne pouvaient se tenir qu'accroupis.

Malgré les privations de toutes sortes, ces pieux personnages arrivaient à un âge qu'étaient loin d'atteindre les individus adonnés à la volupté et à la mollesse.

*
* *

On pourrait citer un assez grand nombre d'individus qui, après s'être livrés à tous les excès de la débauche, n'en ont pas moins vécu très longtemps en conservant, pour ainsi dire, jusqu'à leurs derniers moments des facultés que l'âge ravit presque toujours.

Quelques-uns sont célèbres et appartiennent à l'histoire.

Ainsi le maréchal d'Estrées se maria en troisièmes noces à l'âge de 91 ans, et « très sérieusement, » dit un auteur.

Le duc de Richelieu qui avait été marié pour la première fois à l'âge de 14 ans, épousa en troisièmes noces Mme de Roth, à l'âge de 84 ans, et « très gaillardement, » si l'on en croit ses contemporains.

Le duc de Lauzun, si connu par ses aventures galantes, mourut à l'âge de 90 ans.

Ces exemples, et tous ceux du même genre qu'on pourrait citer, ne prouvent qu'une chose :

C'est qu'il y a des constitutions exceptionnelles, douées d'une ténacité vitale particulière, chez lesquelles les ardeurs génésiques ne s'éteignent qu'avec la vie.

L'incontinence est une des causes qui abrégent le plus l'existence. Vénus, la déesse des amours, présidait en même temps aux funérailles sous le nom de *Libitina*.

*
* *

L'incontinence, qu'un médecin allemand appelle « une des faulx du Temps, » est funeste à tous les âges; mais c'est surtout au déclin de la vie qu'il faut réprimer des désirs qui ne sont souvent que le produit factice d'une imagination fallacieuse.

On connaît ces vers du poète grec : « La couronne de myrthe n'est pas faite pour les têtes chenues. »

Le cardinal Maury disait : « Chaque fois qu'un vieillard transgresse les préceptes de la chasteté, c'est une pelletée de terre qu'il se jette sur la tête. »

On prétend que Cornaro vécut dans une continence absolue pendant plus d'un demi-siècle.

*
* *

La continence sagement observée est un des plus puissants moyens de maintenir la force corporelle. C'était la vertu des athlètes.

La résorption de ce que le docteur Le Camus appelait un *amas de cerveaux miscroscopiques,* est une source de vigueur et de longévité.

Elle rend l'homme actif, hardi, vaillant et robuste.

Aussi chez différents peuples, notamment chez les Hébreux, la continence était-elle imposée en temps de guerre aux soldats, même à ceux qui étaient mariés.

Les délices de Capoue causèrent la ruine de l'armée d'Annibal.

Arétée dit que les hommes les plus chétifs peuvent, avec des habitudes de chasteté, vaincre les hommes les plus robustes, tandis que ces derniers succombent quand ils sont énervés par l'effusion des plaisirs.

Baglivi a remarqué que, dans l'état de maladie, les célibataires continents offrent bien plus de réaction vitale que les hommes mariés.

L'abus des voluptés sensuelles émousse ou abolit les plus précieuses facultés de l'intelligence.

Chez un libertin, cité par Galien, le cerveau, par son retrait, était arrivé à ne plus avoir que le volume du poing.

La continence, au contraire, rend apte aux études sérieuses et aux grandes résolutions.

Caton disait que s'il n'y avait pas de femmes, les hommes pourraient converser avec les dieux.

On connaît ce propos d'Empédocle : « Si le corps de l'homme est distinct de celui de la femme, c'est afin que l'homme puisse étudier les sciences. »

Nul doute que le célibat ou la continence imposée aux ministres des différents cultes n'aient eu pour but de maintenir leur intelligence à la hauteur de leur mission.

Le docteur Mathieu se demande si c'est par des considérations de cette nature que les législateurs avaient autrefois imposé le célibat aux médecins qui, suivant lui, ne peuvent se marier que depuis 1152.

Si la continence corrobore l'état intellectuel, les travaux de l'esprit et les méditations profondes facilitent à leur tour la chasteté en imposant silence aux désirs charnels.

Nous verrons que les ecclésiastiques occupent un rang très élevé dans l'échelle de la longévité.

Rien n'est plus propre à amortir les passions et à prolonger la vie, que les hautes conceptions et le détachement des choses d'ici-bas.

L'antiquité nous a laissé, à ce sujet, une allégorie aussi poétique qu'ingénieuse.

On sait que les sirènes, filles d'Achéloüs et de Calliope, symbolisaient chez les Grecs les voluptés sensuelles.

Ces enchanteresses avaient fait périr un si grand nombre d'hommes, que la surface de l'île qu'elles habitaient paraissait, dans l'éloignement, d'une blancheur éclatante, à cause des ossements dont elle était couverte.

Pour résister à leurs suggestions, Ulysse boucha les oreilles de ses compagnons avec de la cire et se fit attacher au grand mât de son vaisseau.

Quant à Orphée, il couvrit la voix de ces divinités en jouant de la lyre et en chantant les louanges des dieux.

*
* *

On a cherché à faciliter la continence par des modificateurs thérapeutiques.

Les hiérophantes d'Athènes, au rapport de saint

Jérôme, amortissaient les désirs lascifs qui les obsédaient par l'usage interne et externe de la ciguë.

Les Grecques, dans les fêtes des Panathénées, devaient coucher sur des rameaux de *vitex agnus castus*.

On employait autrefois le nénuphar et les semences froides pour tempérer les ardeurs des religieux voués à la chasteté, *minuere monachum*..

L'école de Salerne conseillait des topiques de jusquiame.

On a vanté l'application d'une lame de plomb sur les lombes.

On a préconisé l'emploi de la belladone, de l'âche, de la clématite, de la menthe, du chèvrefeuille, etc.

Tous ces moyens n'ont que des propriétés illusoires. C'est à un autre ordre d'agents qu'il faut recourir pour réprimer les élans de l'animalité.

Mettons en première ligne une vie active et occupée. L'oisiveté est la mère de l'incontinence. « Paresse et nonchaloir, disait Rabelais, sont les gouvernans des ruffieneryes. »

C'est pour exprimer cette vérité sous une forme

allégorique que le sculpteur Canoclas avait représenté Vénus assise, et non debout comme on l'avait toujours fait avant lui.

Parmi les exercices corporels, ce sont les plaisirs de la chasse qui paraissent produire les effets sédatifs les plus marqués.

Diane qui présidait à la chasse était en même temps la déesse de la chasteté, bien qu'elle eût aimé Endymion, Pan et Orion.

*
* *

L'équitation, d'après ce qu'Hippocrate rapporte des anciens Scythes, agissait aussi comme anti-aphrodisiaque.

Un travail intellectuel obstiné amortit également la concupiscence en modifiant la direction des forces vitales.

Si Newton fut un modèle de continence (on dit qu'il mourut vierge à 80 ans), il le dut à ses constantes études et à toutes les hautes spéculations qui absorbaient les forces de son génie.

L'homme qui cherche dans les occupations de l'intelligence une diversion aux besoins sensuels, doit toutefois éviter les lectures licencieuses.

Quand l'imagination s'est laissée envahir par des idées lascives, il est rare que, suivant l'expression de Plutarque, les voluptés ne descendent pas « de l'âme au corps. »

*
* *

Est-ce au travail qui l'occupait jour et nuit que Pénélope dut la force de résister aux obsessions de ses amants, comme son époux avait résisté aux séductions des sirènes?

On peut le croire si on admet avec Zimmermann que « la simple occupation de coudre et de tricoter détourne peut-être plus de passions dangereuses que toutes les puissances de la terre. »

Un Anglais qui a parfaitement étudié le cœur humain, admire sous ce point de vue la sagesse de ceux qui veulent qu'on accoutume de bonne heure les femmes, quel que soit leur rang, aux travaux de l'aiguille, afin qu'elles puissent de cette manière remplir en tout temps les vides de la vie domestique.

Il pense que nous devons à cette sage institution bien des vertus privées et peut-être le repos du monde entier.

*
* *

La sobriété est aussi un puissant préservatif contre les agitations libidineuses.

Aussi les Grecs la nommaient-ils *Sophrosyne,* c'est-à-dire gardienne de la sagesse.

On peut dire qu'en général les besoins des animaux et de l'homme sont d'autant plus vifs et plus impérieux que leur nourriture est plus abondante et plus substantielle.

Tremblay a constaté que les polypes se reproduisent aussitôt qu'ils trouvent à manger, et qu'ils cessent quand la nourriture leur fait défaut.

« On ne sait pas, écrivait le célèbre auteur de *la Solitude,* combien une femme devient fidèle quand elle est mal nourrie. »

Saint Hilarion disait à sa chair : « Si tu fais la rétive et si tu regimbes, je t'assure que tu ne mangeras que de la paille. »

*
* *

Les anciens élevaient des statues au mariage, avec cette inscription : « A l'hymen qui retarde la vieillesse. »

Si, comme le démontre la statistique, le mariage prolonge la vie, c'est principalement parce qu'il agit comme modérateur des besoins génésiques.

En excluant l'attrait de la nouveauté, il met l'homme à l'abri des surexcitations factices.

« Pour ceux qui sont de leur nature sujects aux voluptés charnelles, dit Plutarque, il faut les marier, pource que c'est le plus certain arrest et le meilleur lien que l'on sçauroit bailler à la jeunesse pétillante. »

Le mariage comparé au célibat qui n'est pas sanctifié par la religion est, suivant l'expression d'Hufeland, une table simple et frugale à côté d'une autre somptueuse et couverte de mets variés.

Il n'y a que la première qui puisse donner l'habitude de la tempérance, et conduire à une longue vie.

Les hommes qui ont atteint un âge très avancé ont presque tous été mariés.

Indépendamment de la continence relative que le mariage impose, il contribue encore à prolonger la vie en mettant l'individu dans les conditions d'activité physique et morale les plus favorables à la longévité.

L'homme marié est animé de cette volonté de vivre qui, comme nous le verrons tout à l'heure, donne tant de force et de vigueur à l'organisme.

Il a des devoirs impérieux à remplir ; or, rien n'imprime autant d'énergie aux forces vitales, et ne ranime mieux la vie prête à s'éteindre sous le poids d'une triste réalité, que la perspective d'un but et l'espérance de l'atteindre.

D'un autre côté, il est certain que le vieillard soigné avec tendresse par ses enfants, a plus de chances de vivre que le vieux garçon qui, livré à des mains mercenaires, éprouve, même au sein de l'abondance, toutes les misères de l'isolement, et se trouve en proie à l'ennui, la pire des maladies de l'âme, puisqu'elle abrége la vie en l'empoisonnant.

Voltaire, considérant la question sous un autre point de vue, disait que le mariage était une condition favorable à la conservation de la vie, en ce sens que parmi les personnes qui se suicident, le plus grand nombre ne sont pas mariées.

Le célibat, du reste, influe plus sur la vie moyenne des femmes que sur celle des hommes.

J'ai trouvé qu'à Dijon les hommes mariés vivent sept ans de plus que les garçons, et les femmes mariées cinq ans de plus que les filles,

Il est assez facile de se rendre compte de cette différence :

D'une part le bénéfice de longévité qui résulte du mariage, est diminué chez les femmes par les périls de la grossesse, de la parturition et de l'allaitement.

D'un autre côté elles ont moins à redouter les excès qui rendent le célibat dangereux pour les hommes, excès qui sont à la fois moins communs chez elles, et moins préjudiciables à leur santé.

DE L'ÉTAT MORAL

LE PLUS FAVORABLE A LA LONGÉVITÉ.

Si on observait les hommes, on verrait que presque tous mènent une vie timide et contentieuse, et que la plupart meurent de chagrin.

BUFFON.

XIV.

Les passions sont inhérentes à notre nature, et nous ont été données pour notre bonheur.

L'homme qui en serait dépourvu a été comparé à un vaisseau désemparé, abandonné sans voiles à tous les périls d'une mer orageuse.

Mais il en est des passions comme des richesses. Si ce sont de bonnes servantes, ce sont de mauvaises maîtresses.

Celui qui n'apprend pas de bonne heure à les réprimer et à restreindre leur empire dans de justes limites, ne peut espérer une longue vie.

C'est ce qui a fait dire à Frédéric Hoffmann : « Il meurt plus d'hommes par l'esprit que par le corps. »

*
* *

Rien ne démontre mieux combien est étroite la « cousture » qui unit l'âme au corps, pour nous servir de l'expression de Montaigne, que l'influence des passions et des affections morales sur les diverses fonctions de l'économie.

Ainsi Martin a vu la température animale monter de 28° Réaumur à 30° dans un violent accès de colère, et descendre à 27° sous l'empire de la frayeur.

D'après les observations de Prout, l'exhalaison de l'acide carbonique par les voies respiratoires augmente sous l'influence des impressions exhilarantes, et diminue par la tristesse et l'inquiétude.

La transpiration insensible suit les mêmes phases, d'après les expériences de Sanctorius.

Certains modes passionnels peuvent même produire chez les animaux des phénomènes analogues.

Ainsi la température d'une ruche s'élève de plusieurs degrés lorsqu'on irrite les abeilles, ou quand elles sont dans l'agitation qui précède la sortie des essaims.

*
* *

Indépendamment des passions que Platon appelait « les fièvres de l'âme, » il y a certaines conditions morales, de nature plus douce, qui peuvent néanmoins influer d'une manière bien marquée sur la santé et la durée de la vie.

Une des plus favorables à la longévité, c'est l'espérance.

Pindare l'appelait « la nourrice de la vieillesse. »

« Les philosophes que l'on surnomme Elpistiques afferment, dit Plutarque, qu'il n'y a rien qui contienne et conserve mieux la vie de l'homme que fait l'espérer. »

Les individus qui se sont proposé un but fixe et qui chaque jour se sentent avancer péniblement vers ce but placé comme une borne au bout de leur carrière, sont ordinairement doués d'une grande ténacité vitale.

Ils tombent au contraire dans l'abattement lorsque leurs espérances sont déçues ou comblées, et le plus souvent ils survivent peu à la stimulation que leur imprimait la perspective du bien qu'ils cherchaient à atteindre.

C'est en ce sens qu'il faut interpréter ce vieux proverbe : « On ne meurt jamais en voyage ni la veille d'un mariage. »

L'espérance n'est salutaire que parce que c'est une joie anticipée, et qu'en outre elle sert de soutien à la volonté qui est, comme nous le verrons plus loin, une des forces vives de l'organisation.

La joie et la gaîté, en déterminant un mouvement d'expansion dans l'économie et en portant les mouvements vitaux vers la périphérie, contribuent puissamment à régulariser les fonctions et à prolonger l'existence.

Les anciens disaient que le rire retardait la vieillesse, et que si Vénus était toujours jeune et belle, c'est qu'elle était sans cesse accompagnée des jeux et des ris.

Héraclite, qui ne riait jamais, mourut étique à 60 ans.

Démocrite, qui riait toujours, vécut gras et dispos jusqu'à l'âge de 109 ans.

« De la gaîté, de l'exercice, point d'excès, et moquez-vous de moi, » disait un vieux médecin.

*
* *

La joie, même lorsqu'elle n'est qu'intermittente, imprime toujours une heureuse modification aux fonctions de l'économie.

Mais pour qu'elle contribue réellement à prolonger la vie, il faut qu'elle soit douce, calme et continue.

Les éclats d'une joie tumultueuse n'ont qu'une action passagère et peuvent même, lorsqu'ils sont trop violents, amener à leur suite un état de prostration physique et intellectuelle.

« Les joies bruyantes et bavardes, disait Bacon dans un langage plus médical que poétique, sont les diarrhées de l'âme ; elles débilitent l'organisme. »

L'enjouement habituel, le contentement intime, la sérénité de l'âme peuvent seuls procurer une longue carrière.

*
* *

Tandis qu'une joie modérée exalte la puissance vitale, la tristesse, le chagrin, l'envie, ont pour effet de la déprimer.

Sous leur influence, le courant des oscillations et des humeurs se concentre vers l'intérieur.

Il se produit dans les poumons et dans les gros vaisseaux une stagnation sanguine dont les soupirs et les sanglots sont l'expression physiologique.

La bile cesse de couler librement et s'épaissit. Les autres sécrétions se troublent et se pervertissent.

Ainsi un auteur anglais cite un individu, naturellement très gai, et chez lequel le moindre chagrin donnait à l'urine une odeur de violette très prononcée.

Les plaies, chez les personnes tristes et préoccupées, prennent un mauvais caractère, et les maladies une marche insidieuse.

Un chagrin violent peut même occasionner la mort.

Ainsi, Vésale mourut de regret d'avoir ouvert un homme dont le cœur battait encore ; Fernel d'avoir perdu sa femme ; Saint-Amand, Racine et Louvois d'avoir encouru la disgrâce de Louis XIV.

L'ennui est une affection moins violente que le chagrin ; mais il n'en est pas moins un des plus redoutables destructeurs de la vie.

« Les vieillards, a dit un auteur, meurent plus souvent d'ennui que de maladie. »

On ne saurait croire combien l'oisiveté, et l'ennui qui est son fidèle compagnon, tuent de personnes âgées.

Ces vers rongeurs font d'autant plus de ravages dans l'organisation que la vie a été jusqu'alors plus active et plus occupée.

L'abattement moral, et l'affaiblissement des facultés de l'âme, minent sourdement l'organisme et abrégent l'existence.

Rien au contraire n'ajoute autant de force au principe de vie que la fermeté de caractère.

La volonté, par l'influence qu'elle exerce sur le rhythme vital, fait souvent des miracles.

Elle peut non seulement maîtriser la sensation du mal en imposant silence à la douleur, mais dompter le mal lui-même.

On sait que le fils de Crésus, qui avait perdu l'usage de la parole, le recouvra quand il vit le glaive levé sur la tête de son père.

Je me rappelle l'observation d'un paralytique qui

depuis plusieurs mois se trouvait condamné dans son lit à une immobilité absolue, et qui voyant à l'autre extrémité de la chambre le feu envahir le berceau de son fils, se leva précipitamment, sauva l'enfant et se trouva guéri.

Feuchtersleben parle d'un homme qui pouvait, à volonté, faire naître une inflammation érésipélateuse sur chaque partie de son corps.

Certains auteurs rapportent que Diogène se donna volontairement la mort en retenant son haleine.

On voit en Amérique des sauvages qui, lorsqu'ils pensent avoir accompli leur tâche ici-bas, fussent-ils même à la fleur de l'âge, se couchent, ferment les yeux, prennent la résolution de mourir, et meurent en effet.

On a souvent cité ce colonel qui pouvait, à son gré, se donner toutes les apparences de la mort.

Un jour le docteur Cheyne, ne lui trouvant plus de pouls et voyant que son souffle ne ternissait pas une glace, crut que la plaisanterie s'était changée en une triste réalité.

Au bout d'une demi-heure, le mouvement reparut

ainsi que le pouls et les battements de cœur, et le colonel recouvra complétement l'usage de ses sens.

*
* *

La volonté, en donnant de l'essor aux nobles facultés de l'âme, fortifie le principe de vie et constitue un précieux antidote contre les miasmes contagieux.

Tandis que la crainte nous livre sans défense à l'ennemi, la volonté qui est le plus énergique des stimulants, met l'organisme dans un état d'activité qui repousse toutes les influences nuisibles.

Goëthe raconte que s'étant trouvé exposé à la contagion d'une fièvre putride épidémique qui devait inévitablement le frapper, il était parvenu à s'y soustraire par la seule action d'une volonté ferme.

Un médecin allemand, à une époque où l'armée prussienne était décimée par le typhus, ressentit le matin en s'éveillant tous les symptômes qui annoncent le début de cette terrible affection.

Néanmoins il se dit que le devoir l'appelait vers d'autres individus plus malades que lui.

Il se leva avec peine, fit son service, et se trouvant mieux, se rendit à un repas auquel il était invité.

La gaîté, un léger excès de bon vin, achevèrent ce qu'une volonté ferme avait commencé.

Il rentra, se mit au lit, transpira abondamment, et le lendemain il était complétement rétabli.

*
* *

Un sentiment profond d'abnégation et de dévouement produit donc des merveilles.

On sait que les femmes qui allaitent leurs enfants sont presque inaccessibles aux influences morbifiques.

Dans une épidémie de fièvre puerpérale qui régna à l'hospice de la Maternité de Paris, les mères nourrices échappèrent seules à cette maladie.

M. Foissac raconte qu'un médecin italien, le docteur Fabrizzi, atteint d'une maladie réputée incurable (hydropisie générale symptômatique d'une albuminurie), s'était retiré dans une campagne isolée pour se préparer à la mort.

A peine arrivé dans la retraite qu'il s'est choisie, une famille éplorée vient le supplier de voir un enfant qui avait eu la tête écrasée par la roue d'une charrette.

Il fait un effort sur lui-même, trouve l'enfant sans connaissance, le trépane et le sauve.

La famille l'entoure, arrose de larmes ses mains bienfaisantes, et prie Dieu de le récompenser.

Le docteur Fabrizzi demeure quelque temps ému et pensif.

« Puisque ma vie n'est pas inutile, se dit-il à lui-même, elle ne me sera pas enlevée. Dieu me la conservera pour que je puisse achever ma mission de dévouement envers les pauvres malades. »

Pendant qu'il se livre à ces réflexions, il sent en lui-même une force inconnue. Pour la première fois, depuis huit mois, il dort la nuit suivante d'un sommeil réparateur.

Rempli de confiance, il voit se dissiper rapidement les formidables symptômes de sa maladie, et quelques jours après il était complétement rétabli.

Barthez, Fodéré et Hufeland n'ont même pas craint d'avancer qu'une grande fermeté d'âme pouvait retarder la mort.

L'attente d'un événement suprême peut entretenir

et soutenir par une espèce d'artifice les restes d'une vie qui s'éteint.

En 1672, pendant l'invasion des Français en Hollande, une femme très âgée, atteinte d'une maladie gangréneuse, et chez laquelle tout annonçait une mort très prochaine, avait eu la douleur de voir sa fille arrachée de ses bras.

Agonisante, elle faisait comprendre par des gestes et des mots entrecoupés qu'elle ne pouvait mourir sans être fixée sur le sort de son enfant.

Elle était depuis plusieurs jours froide, sans pouls, privée de sentiment, quand tout à coup elle entend la voix de sa fille.

Elle reprend immédiatement connaissance, se jette à son cou, et meurt en l'embrassant.

Le fait suivant, observé par M. le docteur Devay, est encore un exemple frappant de ce que peut l'influence d'un sentiment profond d'attente et de volonté pour retenir le sens intime dans un organisme complétement épuisé.

Une femme âgée de 52 ans avait été apportée à l'hôpital dans un état voisin de l'agonie.

Elle était arrivée au dernier degré de la décomposition scorbutique des fluides, et tous les matins, à la visite, chacun s'étonnait de la revoir encore vivante.

C'est que la malade, plongée dans la plus complète indifférence par rapport à ce qui la concernait, attendait chaque jour avec anxiété un beau-frère avec lequel elle voulait se réconcilier.

Le parent arrive. A peine a-t-elle causé avec lui, qu'elle exhale le dernier soupir.

*
* *

Terminons ce chapitre en disant un mot des facultés intellectuelles proprement dites.

C'est aux solides qualités de l'esprit plutôt qu'aux grands talents et aux dons brillants de l'imagination qu'est attaché l'espoir le mieux fondé d'une longue existence.

On cite bien peu d'hommes de génie ou de personnes douées d'un grand talent qui soient parvenues à un âge séculaire.

D'après John Sinclair, sur plus de 1,700 centenaires qu'on peut citer depuis le commencement de l'ère chrétienne, Fontenelle serait le seul qui ait été réellement distingué par son esprit.

L'exercice immodéré des facultés de l'intelligence ne peut que fatiguer le cerveau et épuiser cet organe qui envoie le mouvement et la sensibilité à la machine vivante.

*
* *

D'un autre côté, l'inaction complète de ce viscère doit abréger l'existence.

On a cherché la raison de la longévité de l'homme dans les lois de sa croissance ; mais cette théorie n'est juste qu'au point de vue végétatif.

Un auteur belge a dit avec raison que si l'homme est de tous les êtres celui qui vit le plus longtemps, c'est parce qu'il pense.

C'est au peu de développement des facultés mentales qu'il faut attribuer la courte durée de la vie des nègres qui, d'après Davy, ont une existence incomparablement moins prolongée que celle des autres hommes.

Il en est de même des idiots qui ne vivent jamais plus de 30 ans (Esquirol), quoique toutes les fonctions s'opèrent chez eux d'une manière normale.

Il est certain qu'au nombre des causes complexes dont l'action a contribué à augmenter la longévité dans ces derniers temps, il faut placer la propagation de l'instruction et de la culture intellectuelle dans les classes populaires.

DE LA CONDITION SOCIALE

et du genre de vie.

L'homme qui veut tirer le meilleur parti de son existence doit mettre en balance les avantages et les désavantages, tant moraux que physiques, de telle ou telle profession avec ses propres aptitudes physiques et morales, ses penchants, ses tendances passionnelles.

Fr. Devay.

XV.

Puisque la misère, suivant l'expression de Montesquieu, est une maladie continuelle, la classe qui lutte avec les privations de la vie doit être celle qui paie à la mortalité le plus fort tribut.

La statistique démontre, en effet, que si la pauvreté a quelques-uns des avantages que lui attribuait Sénèque, elle n'a pas celui de la longévité, et que si la vie du riche est longue et bonne, celle du pauvre est courte et mauvaise.

Dans mes recherches sur l'état civil de Dijon, j'ai distrait de la masse de la population les deux classes extrêmes, représentées l'une par les propriétaires, rentiers, magistrats, avocats, médecins, notaires, avoués, etc.; l'autre par les manouvriers et les journaliers, et j'ai étudié les deux catégories sous le rapport de la longévité.

J'ai trouvé que la vie moyenne était pour la première de 57 ans 4 mois, et pour la seconde de 37 ans 1 mois.

Toutefois ce n'est pas l'opulence par elle-même qui mène à un âge avancé.

Parmi les vieillards qui ont poussé très loin leur carrière, il ne s'en trouvait peut-être pas un seul qui fût riche ni même dans l'aisance.

La monotonie d'une vie indolente et constamment heureuse est peu favorable à la longévité.

« Ce qui ressuscite et renouvelle le plus promptement l'homme, c'est le changement et surtout les oppositions. »

Les événements qui accidentent la vie, les alternatives de crainte et d'espoir, de plaisir et de douleur, produisent souvent sur l'organisation l'effet du vent qui pousse le navire.

M. Villermé a reconnu que la vie est plus courte

dans les villes habitées par des riches oisifs que dans celles où règne une industrie qui amène le bien-être à sa suite.

Nul ne peut se soustraire impunément à la loi qui fait du travail une condition de la santé.

*
* *

Si la misère extrême abrége la vie, c'est le plus souvent parce qu'elle engendre la débauche, et qu'en brisant le courage elle paralyse la spontanéité.

Les israélites allemands qui sont presque tous pauvres, vivent plus longtemps que les chrétiens, parce que chez eux la misère n'entraîne pas la démoralisation, et qu'elle ne leur enlève pas cette activité de corps et d'esprit qui est un des caractères de la nation juive.

La vie humaine acquiert de la ténacité par la peine et les labeurs.

L'animal libre qui est obligé de chercher et de conquérir sa nourriture, devient, comme on l'a fait remarquer, plus âgé que l'animal domestique de la même espèce qui trouve chaque jour ses aliments préparés.

*
* *

Un fait qui ressort de toutes les recherches statistiques, c'est que les cultivateurs sont favorisés sous le rapport de la durée de la vie.

Ils doivent ce privilége à l'air pur qu'ils respirent, à leur alimentation frugale, à l'exercice musculaire que leur imposent les travaux auxquels ils se livrent, enfin à la simplicité de leurs mœurs et à la sérénité que communique à leur âme le spectacle varié et incessant de la nature.

Fouiller la terre, disait Galien, est un puissant moyen de conserver la santé.

On admettait autrefois, et quelques personnes supposent encore, que les émanations de la terre ont quelque chose de vivifiant.

François Bacon recommandait comme très salutaire une ancienne pratique qui consistait à respirer tous les jours l'odeur d'une terre labourable fraîchement remuée, soit en marchant à la suite de la charrue, soit en piochant soi-même la terre de son jardin.

Il a connu un vieillard très remarquable par la bonne santé dont il jouissait, et qui attribuait cet avantage à ce que tous les matins, à son réveil, il se faisait apporter un baril de terre fraîche qu'on remuait sous son nez, afin qu'il pût en humer les vapeurs.

L'inhalation ou l'absorption par la peau des émanations de la terre a même été indiquée comme moyen curatif.

Hufeland recommandait surtout cette pratique aux personnes menacées de phthisie pulmonaire.

Le docteur Struve trouvait que rien n'était plus salutaire dans la paralysie ou dans la faiblesse permanente des extrémités inférieures, que d'appliquer tous les jours pendant une heure ou deux, sur les membres affectés, une couche de terre fraîchement remuée.

Le docteur Graham recommandait les bains de terre comme un excellent moyen de guérison dans un grand nombre de maladies.

N'est-ce pas là l'histoire d'Antée, fils de la Terre, qui, terrassé par Hercule, retrouvait sa vigueur originelle aussitôt qu'il touchait sa mère?

*
* *

Les travaux agricoles ne peuvent être conseillés comme moyen hygiénique ; mais il n'en est pas de même de l'horticulture.

Les occupations faciles du jardinage offrent aux individus condamnés à une profession sédentaire un genre d'exercice aussi salutaire qu'attrayant.

Les personnes qui en se retirant des affaires doivent redouter les funestes effets de l'oisiveté succédant à une vie laborieuse, peuvent également trouver dans le jardinage non seulement un but à leur activité, mais un refuge contre l'ennui, qui, comme nous l'avons déjà dit, est dans la vieillesse un des plus redoutables destructeurs de la vie.

Le nommé Annibal Camoux, de Marseille, mort à 122 ans en 1760, savait toujours dérober aux occupations que le sort lui avait imposées, quelques instants qu'il consacrait à la culture des fleurs, ses plus chères délices.

Au cœur même de l'hiver le plus rigoureux, on ne le voyait jamais sans qu'il eût un brin de violette à sa boutonnière.

Il était si sensible au plaisir de voir ses plantes

croître et prospérer, qu'il lui semblait chaque jour, disait-il, qu'il goûtait ce bonheur pour la première fois.

*
* *

La culture des fleurs et des fruits est en même temps très propre à apaiser les passions malsaines par les jouissances aussi douces que variées qu'elle procure.

Rien n'est plus propre à reposer des soucis des affaires, à faire oublier les revers de la fortune et à consoler des désillusions de la vie.

On a vu de grands personnages, tels que Dioclétien et Charles V, renoncer volontairement à la pompe du trône pour se livrer dans une sage retraite à ces salutaires occupations.

« Un coin de terre qui nous appartient, cultivé et récolté par nos soins et sous nos yeux, est une grande source de plaisirs, de santé et de bien-être. »

Aussi, dit un illustre écrivain, « parcourez toutes les théogonies, toutes les religions, toutes les histoires, toutes les fables, il n'y en pas une qui ne fasse commencer l'homme dans un *Eden,* c'est-à-dire dans un jardin.

« Il n'y en a pas une qui ne le fasse finir, après sa

mort, dans un Elysée; pas une qui ne mêle cette image d'un jardin abondant en eaux et en fruits aux images et aux songes de félicité primitive ou de félicité future dans le ciel. »

*
* *

D'après les recherches du professeur Casper, de Berlin, l'état ecclésiastique serait encore plus propre que la vie agreste à assurer une longue carrière.

Il résume, en effet, les conditions physiques et morales qui peuvent conduire à un âge avancé et prolonger la vieillesse : honnêtes loisirs, exercice modéré du corps et de l'intelligence, habitudes d'ordre et de régularité, sérénité d'esprit, hautes espérances.

Le cardinal de Salis, qui est mort à l'âge de 110 ans, racontait sur la fin de ses jours par quels moyens il les avait prolongés si longtemps.

« Si je suis arrivé à l'âge d'un patriarche, disait-il, c'est par la tempérance, par un exercice régulier du corps et de l'esprit, et enfin par une scrupuleuse obéissance aux commandements de Dieu, ce qui a toujours maintenu mon âme dans un état de calme et de sérénité.

« Si j'ai mené jusqu'à un certain point la vie d'un vieillard dans ma jeunesse, j'en suis bien dédommagé en me retrouvant encore jeune dans ma vieillesse. »

*
* *

Les philosophes se sont toujours distingués par leur grand âge, surtout ceux qui s'adonnaient à l'étude de la nature et qui faisaient consister la philosophie dans la frugalité, la tempérance morale et le détachement des choses d'ici-bas.

Solon, Thalès et Pittacus, trois sages de la Grèce, sont morts centenaires.

Socrate, quand il but la ciguë, était déjà parvenu à un âge avancé.

Xénophile de Chalcède atteignit l'âge de 105 ans sans avoir jamais été malade.

Démonax vécut 100 ans et se laissa mourir de faim. Au moment de rendre le dernier soupir il disait à ceux qui l'entouraient : « Retirez-vous, la farce est jouée, » mot qu'on a aussi attribué à Auguste.

Démocrite est mort à 104 ; Pythagore à 100 ; Zénon à 98 ; Plutarque à 90 ; Platon à 80, etc.

Apollonius de Tyane, philosophe que les païens

mettaient en parallèle avec le Christ, vécut 100 ans après s'être soumis à toutes les austérités de la secte pythagoricienne.

*
* *

Mettons en regard des avantages que procurent, au point de vue de la longévité, les professions privilégiées dont nous venons de parler, l'effrayante mortalité qui règne dans les grands centres manufacturiers.

On a fait ce calcul curieux que le soldat qui combat sur la tranchée d'une ville assiégée ou au plus fort d'une mêlée, est moins exposé à la mort que l'habitant de certaines villes manufacturières d'Angleterre, telles que Manchester, Liverpool.

La chance de mort au siége d'Anvers était comme 1 à 68; au siége de Badajoz comme 1 à 54; à la bataille de Waterloo comme 1 à 30.

Pour l'ouvrier de Liverpool, la chance de mort est comme 1 à 19; pour le tisserand de Manchester comme 1 à 17; pour le coutelier de Sheffield comme 1 à 14.

On pourrait croire que les médecins, ayant pour mission de conserver la santé et connaissant les secrets de prolonger l'existence, ont une vie moyenne très longue.

Mais il n'en est rien; ils occupent au contraire un des degrés les plus bas de l'échelle de la longévité.

Aucune profession n'est aussi consumante, si nous pouvons nous exprimer ainsi.

Exposé aux miasmes contagieux, brisé par les fluctuations de la crainte et de l'espérance, navré par de douloureux spectacles, en lutte avec les rivalités professionnelles, le médecin qui ne trouve pas dans sa conscience et dans une position indépendante un refuge contre les misères qui l'assiégent, voit ses forces s'user rapidement.

Toutefois, d'après les calculs de la statistique, le danger diminue après les dix premières années d'exercice.

Le médecin qui a franchi ce temps d'épreuves et acquis une certaine fermeté d'âme, a presque autant de chance qu'un autre de devenir vieux.

De tous les médecins modernes, celui qui a atteint

l'âge le plus avancé est M. Dufournel, dont nous avons déjà parlé, et qui est mort en 1810 à l'âge de 120 ans.

Citons également Jean Antoine Bondini, qui est mort à 117 ans, après avoir exercé la médecine pendant 95 ans.

*
* *

Quelle que soit la profession qu'on exerce, il est d'une grande importance de savoir bien ordonner sa vie.

Une des premières règles de cet art difficile, c'est de combiner dans une certaine proportion les travaux du corps et ceux de l'esprit.

« Platon nous admonestoit sagement, dit Plutarque, de ne remuer et n'exercer point le corps sans âme, ny l'âme sans le corps, ains les conduire également tous deux comme une couple de chevaux attelez à un mesme timon ensemble. »

L'exercice de l'intelligence trompe agréablement la fatigue physique, en même temps que chez les hommes adonnés aux travaux intellectuels, un exercice musculaire modéré ranime la pensée et éveille l'imagination.

C'est en se promenant dans la forêt de Montmorency, que J.-J. Rousseau a composé les plus belles pages de ses écrits.

Les anciens ne séparaient pas les exercices du corps de ceux de l'âme. Les gymnases rassemblaient les philosophes et les lutteurs.

L'Académie de Platon, les portiques de Zénon, les jardins d'Epicure et le lycée d'Aristote, sont des témoignages certains que les plus grands philosophes aimaient à se promener en discourant.

« Telle est la nature de notre esprit, dit Feuchtersleben, que le repos le délasse moins que la variété. »

Voltaire avait quelquefois dans sa chambre cinq pupitres sur lesquels il travaillait à des ouvrages différents.

Nul n'a mieux su que Cornaro associer dans une juste mesure les exercices du corps aux plus pures jouissances de l'esprit.

« Je passe, dit-il, mon temps sans dégoût, parce que je trouve à en occuper toutes les heures avec plaisir.

« J'ai souvent occasion de causer avec nombre de gens distingués par l'esprit, les mœurs, le goût des lettres ou par un talent supérieur.

« Si leur conversation me manque, je lis quelque bel ouvrage. Ai-je lu suffisamment, j'écris.

« J'ai aussi la jouissance de jardins délicieux, où je trouve toujours quelques occupations agréables.

« Parfois encore je prends le plaisir d'une chasse facile, agréable et appropriée à mon âge.

« Mon existence est double, pour ainsi dire : terrestre quand j'agis, céleste quand je pense. »

*
* *

L'habitude joue un grand rôle dans une existence sagement ordonnée.

Chateaubriand disait que s'il avait la folie de croire au bonheur, il le placerait dans l'habitude.

Le propre de cette espèce de mode passionnel est en effet de donner plus d'aisance aux divers actes de la vie.

Il amoindrit les frottements, diminue les résistances, et, comme l'a dit un physiologiste célèbre, il épargne à l'organisme le choc et la rudesse des objets nouveaux.

« Il me semble, disait un disciple d'Epicure, que sur le duvet de mes habitudes, je n'ai presque pas besoin de me donner la peine de vivre. »

*
* *

Non seulement l'habitude rend la vie plus facile, mais elle peut contribuer à en prolonger la durée.

L'habitude de se bien porter consolide le type de la vie.

La reproduction uniforme des mêmes actes finit par devenir si naturelle, que la machine semble poursuivre son œuvre par le seul fait de l'impulsion qui lui a été communiquée.

Une opération animale qui se renouvelle pendant longtemps d'une manière uniforme, continue encore par habitude lors même que les causes qui l'ont déterminée ont cessé d'agir.

De là la nécessité, à mesure qu'on vieillit, de soumettre à une grande régularité les divers actes de la vie.

*
* *

L'habitude est un tyran avec lequel il faut savoir user de ménagement et de diplomatie.

Il est souvent dangereux de se soustraire brusquement à son empire.

Un genre de vie qui a fini par s'harmoniser avec le mécanisme de la constitution est souvent indispensable au maintien de la santé, surtout chez les personnes âgées.

Pour le vieillard, de nouvelles habitudes sont des oscillations violentes imprimées à sa manière d'être, oscillations qui peuvent entraîner la dégradation et la ruine complète de l'organisme.

« Les habitudes anciennes, disait Hippocrate, même lorsqu'elles sont mauvaises, troublent moins que les choses inaccoutumées. »

*
* *

Il n'est pas jusqu'à l'habitude de se mal porter qui ne puisse devenir une cause de longévité.

Quand un tempérament est familiarisé avec les maladies, il les supporte mieux et réagit contre elles avec plus d'habileté.

La nature exercée par de nombreuses épreuves ressemble à l'homme de l'art qui a beaucoup vu et beaucoup opéré.

Un organisme robuste et vierge de maladies, se tire moins bien d'affaire, parce qu'il est pris au dépourvu à la première attaque et qu'il se déconcerte à la vue des hôtes inconnus qui viennent l'assaillir.

Aussi les valétudinaires, dont la vie n'est qu'une succession d'incommodités sans cesse renaissantes et dont la santé éprouve des vacillations continuelles, sont-ils généralement peu exposés à ces affections aiguës, intenses, qui compromettent si souvent la vie des sujets vigoureux.

On ne saurait croire combien une santé délicate peut se soutenir et se prolonger quand elle est bien conduite.

On voit tous les jours des personnes chétives dont la vie n'est qu'une succession de souffrances et d'indispositions, arriver à un âge que des sujets athlétiques ont de la peine à atteindre.

C'est surtout à ces valétudinaires qu'il faut recommander de fuir une médication trop énergique.

Les maladies, chez eux, doivent plutôt être traitées, comme disait Montaigne, « par courtoisie que par braverie. »

Quand Frédéric Hoffmann, un des plus célèbres médecins du XVIIe siècle, mettait au nombre des sept règles de la santé le précepte de fuir la médecine et les médecins, il voulait simplement énoncer sous une forme saisissante cette vérité trop méconnue de nos jours, qu'il faut dans beaucoup de cas savoir composer avec ses infirmités et ses maladies.

Il s'adressait à ces personnes inquiètes qui, au lieu de se contenter pour leur santé de l'*aurea mediocritas* du poëte, s'évertuent à poursuivre une santé idéale, semblables à ces spéculateurs qui risquent une honorable aisance contre une augmentation de richesse chimérique.

Je suis loin de partager l'optimisme du médecin anglais Gédéon Harvey, qui a écrit un traité sur l'art de guérir les maladies par l'attente ou l'espérance.

J'admettrai encore moins cette étrange assertion de Pétrone, que la médecine n'est autre chose que la consolation de l'esprit : « *Medicina nihil aliud est quam animi consolatio.* »

Toutefois, les médecins les plus distingués avouent que c'est souvent un grand remède que de ne pas en prescrire.

Quelques jeunes praticiens se plaignaient un jour devant Magendie de l'insuffisance de nos ressources thérapeutiques.

« Vous n'avez donc jamais essayé de ne rien faire ? » répondit l'illustre professeur.

*
* *

La plénitude de la force et l'harmonie complète des fonctions ne se rencontrent guère de nos jours que chez des sujets exceptionnels.

Un des caractères de notre époque, c'est la tendance des extrêmes à se rapprocher, non seulement dans l'ordre social, mais dans l'ordre physiologique.

Par exemple, si l'on étudie avec soin les lois de la longévité, on voit que depuis un siècle la vie s'est, pour ainsi dire, divisée comme la propriété foncière.

S'il y a de nos jours moins d'existences privilégiées qu'autrefois, la longévité, en cessant d'être l'apanage exclusif de quelques-uns, s'est répartie plus uniformément dans les masses.

On peut en dire autant des constitutions.

Ce qui domine en France, ce sont les santés moyennes, santés qui, bien conduites, comme nous venons de le dire, ne sont nullement incompatibles avec une heureuse longévité.

FIN.

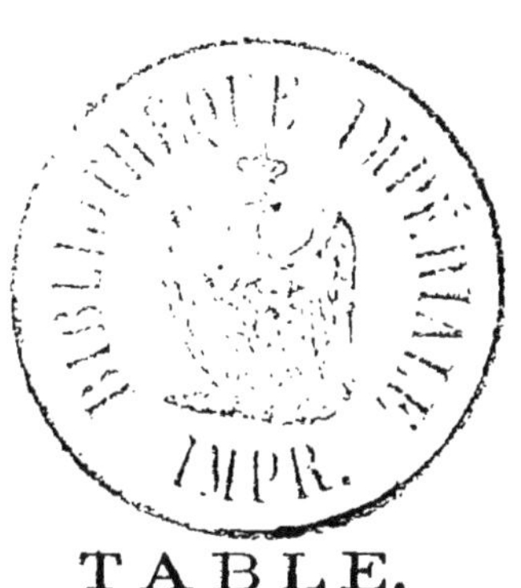

TABLE.

TABLE DES MATIÈRES.

ÉTUDES STATISTIQUES

SUR LA MORTALITÉ

ET LA DURÉE DE LA VIE

dans la ville et l'arrondissement de Dijon

DEPUIS LE XVIIe SIÈCLE JUSQU'A NOS JOURS

PAR M. LE Dr L. NOIROT

Mémoire couronné par l'Académie des sciences, arts et belles-lettres de Dijon. — (Médaille d'or.)

DEUXIÈME ÉDITION.

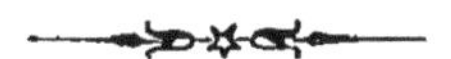

SOMMAIRE : Introduction. — Chap. I. De la mortalité et de la durée de la vie à Dijon comparativement à d'autres localités. — Chap. II. Parallèle de la mortalité et de la durée de la vie à Dijon aux XVIIe, XVIIIe et XIXe siècles. — Chap. III. De la mortalité suivant les âges. — Chap. IV. De l'influence du sexe sur la mortalité et la durée de la vie. — Chap. V. De l'influence des saisons sur la mortalité. — Chap. VI. De l'influence de l'aisance ou de la misère sur la mortalité et la durée de la vie. — Chap. VII. De l'influence du célibat et du mariage sur la mortalité et la durée de la vie. — Chap. VIII. De la mortalité chez les enfants naturels. — Chap. IX. De la durée de la vie dans les communes rurales de l'arrondissement de Dijon. — Chap. X. Tableaux. Loi de la mortalité à Dijon aux XVIe, XVIIIe et XIXe siècles.

BROCHURE IN-8° DE 84 PAGES. — PRIX : 2 FRANCS.

DOCTEUR NOIROT

L'ART DE VIVRE LONGTEMPS

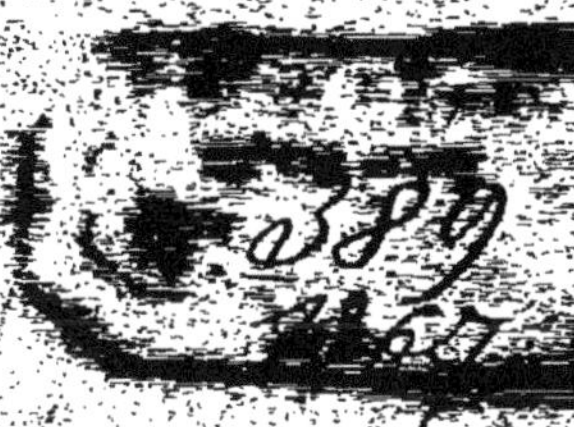

PARIS
E. DENTU, PALAIS-ROYAL
DIJON
LAMARCHE, LIBRAIRE.

DIJON, IMPRIMERIE J.-E. RABUTÔT.

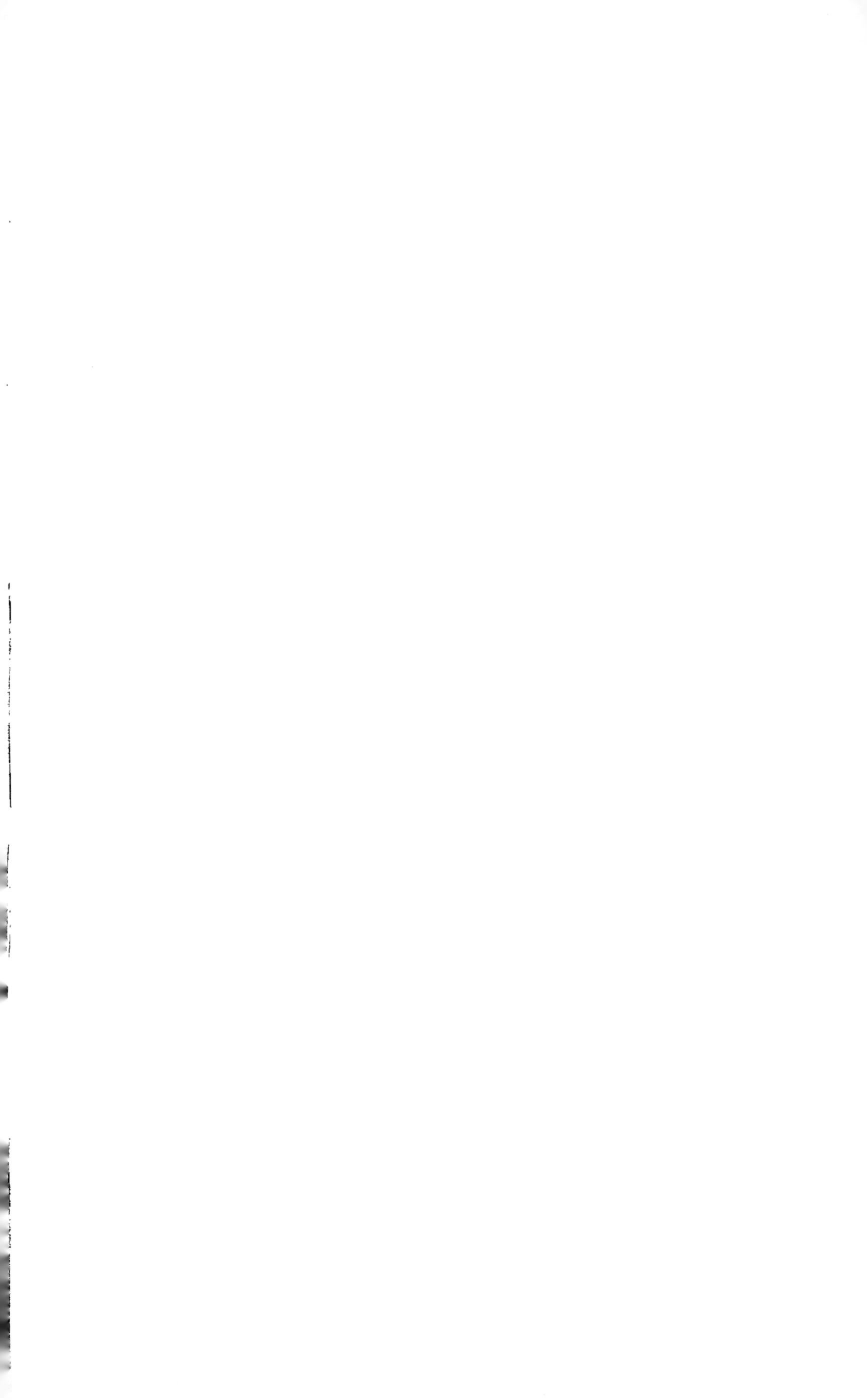

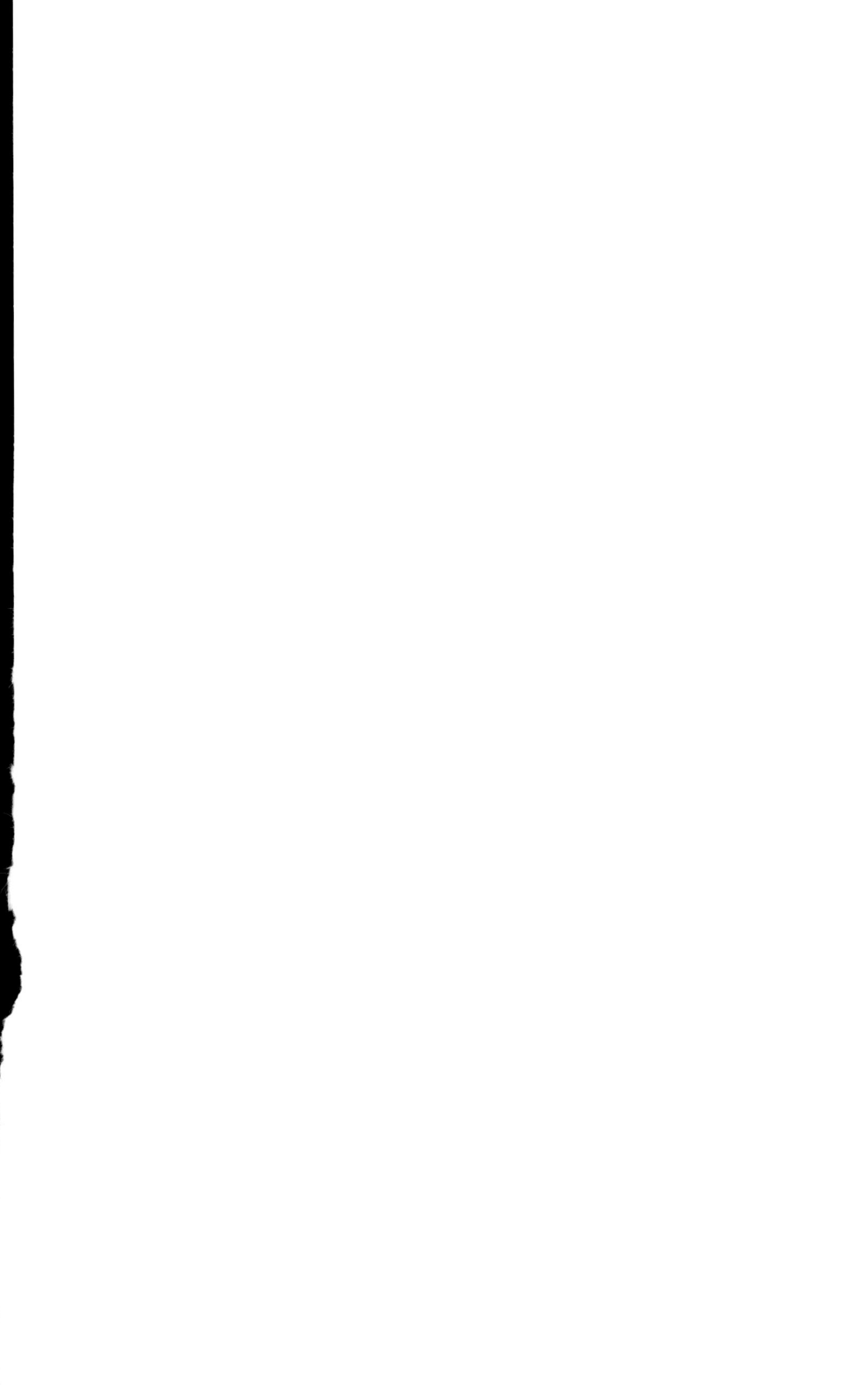

www.ingramcontent.com/pod-product-compliance
Ingram Content Group UK Ltd.
Pitfield, Milton Keynes, MK11 3LW, UK
UKHW012159240726
13966UKWH00002B/442

9 782011 763525